Klevers Kompass

Kalorien & Fette

KATRIN KLEVER
ANNETTE HARTWIG

Ein Wort zuvor

GESUND UND SCHLANK BLEIBEN! Mit dem **Kompass Kalorien & Fette** ist es kein Problem, Kalorien zu sparen und schlank zu bleiben. Auf einen Blick erfahren Sie, welche Lebensmittel »Kalorienbomben« sind und welche sehr viel Fett enthalten. Im **Kompass Kalorien & Fette** sind mehr als 4000 Lebensmittel übersichtlich gegliedert aufgelistet. Das umfassende Nachschlagewerk ist mit mehr als drei Millionen verkauften Exemplaren ein Bestseller, der auch Ihnen helfen wird, gezielt Kalorien bzw. Fette einzusparen.

PRAKTISCH UND KOMPAKT! Kalorienbewusstsein beginnt schon beim Einkauf. Also nehmen Sie den Kompass einfach mit, wenn Sie Lebensmittel einkaufen. Oder hätten Sie gewusst, dass zum Beispiel Sahnequark mehr als doppelt so viele Kalorien und einen fast 40-mal höheren Fettgehalt hat als Magerquark? Auch beim Kochen und Zubereiten von Gerichten lässt sich eine Menge Fett einsparen. Ein Beispiel: Der Esslöffel Öl für die Salatsauce hat mehr Kalorien als die ganze Schüssel Blattsalat. Deshalb lautet die Devise: Kalorien- und fettreiche Lebensmittel sofort erkennen, egal ob beim Einkaufen, im Restaurant oder zu Hause!

INFORMATIV UND AKTUELL! Wie viele Kalorien brauche ich am Tag? Wie viel Energie wird beim Sport verbrannt? Was ist eine vernünftige, gesunde Ernährung? Welches ist mein optimales Gewicht? Die Antworten liefern Ihnen die einleitenden Kapitel. Dort finden Sie Ernährungstipps, die auf dem aktuellen Stand der Wissenschaft sind.

Katrin Klever und Annette Hartwig

So helfen Ihnen die Tabellen

In dieser Ausgabe finden Sie die aktuellsten Kalorien- und Fettwerte ausgewählter Nahrungsmittel und Getränke.

Die Tabellen umfassen:
- Grundnahrungsmittel
- Light-Produkte
- Bio-Produkte
- exotische Früchte und Gemüse
- Tiefkühl-/Fertiggerichte
- alkoholische und alkoholfreie Getränke

Die insgesamt über 8000 Kalorien- und Fettwerte sind in **zwei großen Tabellen** zusammengestellt:
- Nahrungsmittel und Getränke von A bis Z (Seite 22–113)
- Essen außer Haus (Seite 114–126)

TIPP

In anderen Kalorien- und Fetttabellen werden Sie vielleicht abweichende Werte finden. Das kann an unterschiedlichen Untersuchungsmethoden oder leicht abweichenden Rezepturen, beispielsweise für Fertigprodukte, liegen. Kein Problem, denn groß sind die Unterschiede kaum. Aber verwenden Sie möglichst nur eine Tabelle.

So finden Sie sich in den Tabellen zurecht

Um Ihnen den Umgang mit den Tabellen zu erleichtern, sind alle Begriffe alphabetisch geordnet beziehungsweise in Sachgruppen eingeteilt.

Manche Produkte der Lebensmittelindustrie wie Hanuta, Gustin und Obstgarten sind unter der jeweiligen Produktbezeichnung zu finden.
Falls Sie das eine oder andere Nahrungsmittel nicht finden, können Sie den Wert vergleichbarer Lebensmittel oder Gerichte einsetzen.

BEISPIEL BONBONS

Der Energiewert von Bonbons entspricht dem von Zucker. Rechnen Sie einfach auf die gewünschte Menge um. Zucker enthält 400 kcal pro 100 Gramm. Ein Bonbon von 5 Gramm dementsprechend 20 kcal.

Gibt es mehrere ähnliche Produkte, sind bei Kalorien und Fett Durchschnittswerte (i. D.) angegeben.
Finden Sie innerhalb der Spalte »Fett (g)« keinen konkreten Wert, sondern ein »+«, so bedeutet dies, dass Fett in diesem Nahrungsmittel und bei der angegebenen Portionsgröße nur in Spuren vorhanden ist.

Wenn es zwischen dem **Kompass Kalorien & Fette** und anderen Nährwerttabellen bei einigen Produkten zu Zahlenschwankungen kommt (siehe Seite 4), kann dies an der unterschiedlichen Herkunft der Nahrungsmittel liegen.
In der Tabelle sind auch Bezeichnungen für Lebensmittel enthalten, die in Österreich und der Schweiz gebräuchlich sind oder sich in den deutschen Landstrichen unterscheiden. So finden Sie in der Tabelle sowohl die Bezeichnung Tomaten als auch Paradeiser. Wenn nicht anders angegeben, beziehen sich die Werte bei Tiefkühl- und Fertiggerichten auf das nicht zubereitete Produkt.

INFO

Wenn von Kalorien die Rede ist, sind immer Kilokalorien (kcal) gemeint. So ist der allgemeine Sprachgebrauch.

Mit diesen Mengen und Portionen können Sie rechnen

Für jedes Lebensmittel und jedes Getränk sind exakte Mengen ausgewiesen; nur so ist eine genaue Kalorien- und Fettberechnung möglich.

INFO

Sind keine Mengen angegeben, beziehen sich die Werte auf 100 Gramm essbaren Anteil des Lebensmittels. Das bedeutet bei Gemüse geputzt, bei Fleisch ohne Knochen, bei Fisch ohne Gräten.

Um Ihnen umständliches Rechnen zu ersparen, sind bei einigen Zutaten wie Öl, Fett, Soßen und Marmelade Angaben für Teelöffel und Esslöffel sowie bei einigen Lebensmitteln, zum Beispiel Brot, Wurstwaren und Schokolade, Angaben für Scheibe oder Stück gemacht.

TIPP

Eine Übersicht der gebräuchlichsten Maße und der verwendeten Abkürzungen finden Sie auf einen Blick auf Seite 21.

Bei **Getränken** sind übliche Trinkmengen in Litern, Zentilitern oder Millilitern angegeben. Der eine oder andere Cocktail oder Likör enthält auch Fett. Falls keine genauen Werte vorliegen, finden Sie an der betreffenden Stelle ein »*« – orientieren Sie sich dann am Kaloriengehalt.
Bei allen **Tiefkühlgerichten** (**TK**) mit der Packungsangabe »2 bis 3 Portionen« sind zwei Portionen berechnet worden, weil das realistischer ist. Häufig finden Sie auch die Angabe in Gramm.

Bei **Kuchenmehlen** und fertigen **Backmischungen** (**BM**) ist immer der nach Anweisung zubereitete Kuchen berechnet, entweder pro Stück oder 100 g.
Bei **Desserts** (Puddings, Cremes, Götterspeisen und ähnlichen Produkten) bezieht sich die Nährwertangabe auf den Packungsinhalt, geteilt durch die auf der Packung angegebene Anzahl der Portionen.

Wie viele Kalorien brauchen Sie täglich?

Jeder Mensch braucht Energie zum Leben – ob zum Atmen, zum Laufen oder zum Arbeiten. Unsere Nahrung dient dabei als Energielieferant. Der Stoffwechsel unseres Körpers kann aus den einzelnen Bestandteilen der Nahrung wie in einem kleinen Kraftwerk Energie gewinnen und beispielsweise in Wärme umwandeln, damit unsere Körpertemperatur konstant bei 37 °C liegt. Außerdem liefert die Nahrung den nötigen »Brennstoff« für unsere Nervenzellen, damit diese einwandfrei funktionieren.

WAS IST EINE KALORIE?

Wie viel Energie (Brennwert) in einem Nahrungsmittel steckt, kann gemessen und berechnet werden. Die Maßeinheit dafür ist die **Kilokalorie** (kcal) bzw. das **Kilojoule** (kJ). 1 kcal entspricht der Energiemenge, die nötig ist, um 1 Liter Wasser um 1 °C zu erwärmen. Da meist mit Kalorien gerechnet wird, wurde in den Tabellen auf Jouleangaben verzichtet. Wer dennoch die Kilojoule bestimmen möchte, multipliziert einfach die Kilokalorien-Angabe mit 4,184. Vereinfacht gilt: 1 kcal = 4 kJ.

Die wichtigsten Energielieferanten

Die drei Grundnährstoffe Kohlenhydrate, Eiweiß (auch Proteine genannt) und Fett haben im Körper unterschiedliche Funktionen. **Kohlenhydrate** liefern schnell verfügbare Energie. Es gibt zwei Formen: Einfachzucker und Mehrfachzucker. Einfachzucker, wie der klassische Haushaltszucker, wird sehr schnell aufgenommen. Die Stärke (Mehrfachzucker), zum Beispiel in Vollkornprodukten enthalten, gelangt langsamer ins Blut und liefert meist zusätzlich wertvolle Ballaststoffe. **Eiweiß** besteht aus 20 Aminosäuren, von denen acht lebensnotwendig sind. Diese müssen mit der Nahrung zugeführt werden, da sie vom Körper nicht aufgebaut werden können. **Fett** ist notwendig für die Aufnahme der fettlöslichen Vitamine A, D, E und K und versorgt den Körper mit den unentbehrlichen einfach und mehrfach ungesättigten Fettsäuren. Werden die Grundnährstoffe im Stoffwechsel verbrannt, liefern sie unterschiedliche Mengen an Energie (Brennwert). Die folgende Tabelle zeigt, welche Funktionen die Grundnährstoffe hauptsächlich im Körper erfüllen und wie viele Kalorien pro Gramm enthalten sind.

Nährstoff	Wichtigste Funktionen im Körper	Energie pro Gramm
Kohlenhydrate	Energielieferant	4 kcal
Eiweiß (Proteine)	Grundbaustein für Zellen von Muskeln, Sehnen, Knorpeln, Hormonen und Enzymen	4 kcal
Fett	Energielieferant und -speicher; Körperbaustoff; Wärmeisolator; Träger fettlöslicher Vitamine; Ausgangssubstanz weiterer biologischer Verbindungen	9 kcal

Warum machen zu viele Kalorien dick?

Unser Körper kann überflüssige Energie nicht einfach wieder ausscheiden wie etwa Wasser. Essen wir also mehr, als wir für Atmung, Muskelbewegungen oder Zellbaustoffe benötigen, wandelt unser Körper dieses Zuviel in Körperfett um. Diese Fettpölsterchen sind von der Natur als Energiespeicher für Notzeiten eingerichtet worden. Doch bei unserer heutigen Lebensweise machen uns zu viele Kalorien dick und auf lange Sicht auch krank.

WICHTIG

Fett sinnvoll sparen lohnt sich! Entscheidend für die Entstehung von Übergewicht ist die Gesamtmenge der aufgenommenen Nahrungsenergie – also Kohlenhydrate, Eiweiß und Fett zusammen. Da der Brennwert von Fett mit 9 kcal pro Gramm mehr als doppelt so hoch ist wie der von Kohlenhydraten oder Eiweiß (4 kcal), können durch die Reduzierung des Fettanteils die meisten Kalorien eingespart werden.

Vorsicht Alkohol: Zu viel Alkohol ist nicht nur ungesund, er ist auch verantwortlich für so manchen »Bierbauch«. Der Grund: Mit rund 7 kcal pro Gramm hat Alkohol mehr Energie als Kohlenhydrate oder Eiweiß.

Der tägliche Energiebedarf

Der tägliche Kalorien- beziehungsweise Energiebedarf eines Menschen setzt sich aus Grundumsatz, Arbeitsumsatz und der erhöhten Wärmeproduktion im Körper nach der Verdauung bestimmter Lebensmittel zusammen.

1. Der **Grundumsatz** ist die Energiemenge, mit der das Leben in Ruhestellung erhalten wird. Er ist abhängig von Alter, Geschlecht, Gewicht, Größe und dem Anteil des Fettgewe-

bes an der Körpermasse. Männer haben weniger Fettgewebe als Frauen und damit einen höheren Grundumsatz. Im Laufe des Lebens verringert sich der Grundumsatz, sodass wir mit dem Alter auf ganz natürliche Weise das eine oder andere Gramm Fett zunehmen. Ältere Menschen haben aus diesem Grund einen geringeren Grundumsatz als jüngere.

BEISPIELE FÜR DEN GRUNDUMSATZ

Frau, 20 Jahre alt, 60 kg schwer:	1390 kcal/Tag
Frau, 65 Jahre alt, 55 kg schwer:	1170 kcal/Tag
Mann, 20 Jahre alt, 74 kg schwer:	1820 kcal/Tag
Mann, 65 Jahre alt, 68 kg schwer:	1410 kcal/Tag

2. Der **Arbeitsumsatz** ist die Energiemenge, die der Körper für jede Form von Betätigung braucht. Wer im Beruf oder in der Freizeit körperlich aktiv ist, also seine Muskeln einsetzt, hat einen höheren Arbeitsumsatz als jemand, der tagsüber am Schreibtisch sitzt und es sich abends vor dem Fernseher gemütlich macht. Die Zusammenstellung auf Seite 13/14 zeigt Ihnen, wie viel zusätzliche Energie Sie für bestimmte Tätigkeiten aufbringen müssen.

3. Durch die **erhöhte Wärmeproduktion** nach der Verdauung geht dem Körper ein Teil des Nahrungsbrennwerts verloren: Die aus der Nahrung gewonnene Energie muss im Körper transportiert und gespeichert werden. Dabei entsteht Wärme, also Energie, die der Körper nicht für den Stoffwechsel oder die Muskelarbeit verwenden kann. Dieser Verlust beträgt aber nur 8 bis 10 Prozent der zugeführten Energie und ist von eher geringer Bedeutung.

Alle drei Werte zusammen ergeben den persönlichen Gesamtenergiebedarf. Wie hoch dieser im Einzelfall ist, hängt nicht nur von Alter, Geschlecht, Größe, Gewicht und so weiter ab, sondern vor allem auch von der körperlichen Aktivität (dem Arbeitsumsatz). Wie viel Energie sollte man also am Tag zu sich nehmen? Die Tabelle auf Seite 12 zeigt Ihnen die Richtwerte – je nach der durchschnittlichen körperlichen Aktivität in verschiedenen Berufen.

WICHTIG

Diese Werte gelten für Personen mit einem normalen Gewicht (siehe BMI Seite 15). Bei Über- oder Untergewicht sollte man entsprechend weniger oder mehr Energie zu sich nehmen. Durch regelmäßiges Wiegen kann hier der tatsächliche, genaue Energiebedarf festgestellt werden.

Richtwerte für die durchschnittliche Energiezufuhr

Für männliche (m) und weibliche (w) Personen mit Normalgewicht und entsprechender körperlicher Aktivität gelten die Richtwerte, die in der Tabelle auf der folgenden Seite zusammengefasst sind. Dabei wird unterschieden nach der überwiegenden Tätigkeit im Berufsalltag und in der Freizeit, da diese Einfluss auf den Energiebedarf hat.

Sportler und körperlich schwer Arbeitende brauchen mehr Energie

Wer vier- oder fünfmal pro Woche 30 bis 60 Minuten Sport macht, darf je nach Alter und Geschlecht täglich 350 bis 550 kcal mehr aufnehmen. Bei weniger Sport ist ein Plus an Energie meist nicht notwendig.
Ein Mann mit einem körperlich anstrengenden Beruf benötigt etwa 3500 kcal am Tag, würde er dagegen nur am Computer sitzen, reichten ungefähr 2400 kcal.

Altersgruppe	kcal/Tag		kJ/Tag	
	m	w	m	w
Säuglinge und Kinder mit mittlerer körperlicher Aktivität				
Säuglinge				
0–3 Monate	500	450	2000	1900
4–12 Monate	700	700	3000	2900
Kinder				
1–3 Jahre	1100	1000	4700	4400
4–6 Jahre	1500	1400	6400	5800
7–9 Jahre	1900	1700	7900	7100
10–12 Jahre	2300	2000	9400	8500
13–14 Jahre	2700	2200	11200	9400
Jugendliche und Erwachsene mit ausschließlich sitzender Arbeit (Büroangestellte, Feinmechaniker) und wenig oder keiner anstrengenden Freizeitaktivität				
15–18 Jahre	2500	2000	10600	8500
19–24 Jahre	2500	1900	10600	8100
25–50 Jahre	2400	1900	10200	7800
51–64 Jahre	2200	1800	9200	7400
65 Jahre und älter	2000	1600	8300	6900
Jugendliche und Erwachsene mit überwiegend gehender und stehender Arbeit (Verkäufer, Handwerker, Hausfrauen, Kellner)				
15–18 Jahre	3300	2600	13700	11000
19–24 Jahre	3300	2500	13700	10400
25–50 Jahre	3100	2400	13100	10100
51–64 Jahre	2800	2300	11900	9500
65 Jahre und älter	2500	2100	10600	8800
Zuschläge für Schwangere und Stillende				
Schwangere	+225		+1100	
Stillende bis einschl. 4. Monat	+635		+2700	

Quelle: Referenzwerte für die Nährstoffzufuhr, Deutsche Gesellschaft für Ernährung, DGE (2012)

So viele Kalorien verbrauchen Sie bei verschiedenen Tätigkeiten

Die Tabelle zeigt Ihnen, wie viele Kalorien Ihr Körper bei verschiedenen Tätigkeiten verbraucht – es muss aber gar nicht immer Sport sein, man kann auch mit den Kindern im Garten toben. Wir haben Ihnen vier Energieverbrauch-Blöcke zusammengestellt und exemplarisch Tätigkeiten aufgeführt, damit Sie sehen können, wie viele Kalorien man bei leichten oder sehr anstrengenden Bewegungen verbraucht. Die Durchschnittswerte beziehen sich jeweils auf einen Zeitraum von 15 Minuten. Je nachdem, wie intensiv Sie sich bewegen, können sich die angegebenen Werte verändern. So ist beispielsweise Ihr Kalorienverbrauch höher, wenn Sie schneller als 15 km/h Rad fahren. Zudem beeinflusst das Körpergewicht den Energieverbrauch, das heißt, wer schwerer ist, verbraucht bei gleichen Tätigkeiten automatisch mehr Energie. Den Vergleich sehen Sie in der Tabelle.

Tätigkeiten	Kalorienverbrauch in 15 Min. bei 65 kg Körpergewicht	Kalorienverbrauch in 15 Min. bei 85 kg Körpergewicht
Einfache Tätigkeiten		
Liegen Sitzen Ruhig stehen	<35	<45
Leichte Hausarbeiten (z.B. Blumen gießen, Bügeln) Spazieren gehen Stretching	35–49	45–64
Tätigkeiten mit niedrigem Energieaufwand		
Wohnung putzen (z.B. Staubsaugen, Fenster putzen) Gymnastik Standardtanz tanzen Volleyball spielen	50–64	65–84
Leichte Gartenarbeit Tischtennis spielen Trampolin springen	65–80	85–104

Tätigkeiten	Kalorienverbrauch in 15 Min. bei 65 kg Körpergewicht	Kalorienverbrauch in 15 Min. bei 85 kg Körpergewicht
Lateinamerikanisch tanzen Golf spielen Badminton spielen Ski fahren alpin Fahrrad fahren (15 km/h)	81–99	105–129
Mittelschwere Tätigkeiten		
Aerobic Tennis spielen Rasen mähen Reiten (Trab)	100–114	130–149
Bergwandern Nordic Walking Treppen steigen Fußball spielen	115–129	150–169
Joggen (9 km/h) Stepaerobic Basketball spielen Mountainbike fahren	130–144	170–189
Anstrengende Tätigkeiten mit hohem Energieaufwand		
Skilanglauf (10 km/h) Fahrrad fahren (25 km/h) Brustschwimmen Seilspringen (moderat)	145–169	190–219
Klettern Inlineskaten Kraulschwimmen (schnell) Joggen (11 km/h)	170–199	220–259
Squash spielen Skilanglauf (>12 km/h) Fahrrad fahren (Heimtrainer, 250 Watt)	200–229	260–299
Radrennen fahren (>32 km/h) Treppen steigen (schnell) Joggen (14 km/h)	230–264	300–344
Joggen (>16 km/h) Holz hacken (schnell) Skilanglauf (starke Steigung, schnell)	265–300	345–390

Welches ist Ihr optimales Gewicht?

Diese Frage kann man kaum allgemein verbindlich beantworten, denn das Körpergewicht ist von vielen Faktoren abhängig. Der Körperbau und die Körperzusammensetzung, etwa der Muskel- und der Fettanteil, spielen hier eine wichtige Rolle und diese sind bei jedem Menschen unterschiedlich ausgeprägt. Trotzdem gibt es Richtwerte, mit denen man sein eigenes Gewicht beurteilen kann. Der Body-Mass-Index (BMI) wird nach wie vor am häufigsten verwendet.

Body-Mass-Index (BMI)

Wie steht es mit Ihrem Gewicht? Diese Frage beantwortet Ihnen der Wert, den Sie mit der Formel des Body-Mass-Index (übersetzt etwa Körper-Masse-Index) ausrechnen können. Teilen Sie einfach Ihr Gewicht durch Ihre Körpergröße zum Quadrat.

WICHTIG

$$\text{BMI} = \frac{\text{Körpergewicht in kg}}{(\text{Körpergröße in m})^2}$$

Beispiel: Eine Frau wiegt 62 kg und ist 1,67 m groß. Ihr BMI beträgt etwa 22.

$$\text{BMI} = \frac{62}{(1{,}67 \times 1{,}67)} = 22{,}2$$

Dieser Wert sagt aus, dass die Frau normalgewichtig ist, wie die Übersicht auf Seite 16 zeigt.

Was sagt der BMI aus?

Die folgende Tabelle gibt Ihnen einen Anhaltspunkt, wie es um Ihr Gewicht steht – je nach Ihrem persönlichen BMI. Hier sehen Sie, ob Ihr Gewicht im Normalbereich liegt oder ob Sie lieber ein paar Pfunde abnehmen sollten.

Gewichtsklasse	BMI für Männer	BMI für Frauen
Untergewicht	unter 20	unter 19
Normalgewicht	20–25	19–24
Leichtes Übergewicht	25–30	24–30
Fettsucht (Adipositas Grad I und II)	30–40	30–40
Extreme Fettsucht (Adipositas Grad III)	über 40	über 40

Untergewicht – etwas mehr darf's sein

Auch wenn Sie nicht das Gefühl haben, zu dünn zu sein, sollten Sie versuchen, ein wenig zuzunehmen. Denn nicht nur ein Zuviel, sondern auch ein Zuwenig auf der Waage kann durchaus gesundheitliche Gefahren bergen.

Normalgewicht – alles im grünen Bereich

Herzlichen Glückwunsch, wenn Ihr BMI im Bereich des Normalgewichts liegt. Sie müssen sich um Ihr Gewicht keine großen Gedanken machen. Essen Sie weiterhin abwechslungsreich und achten Sie auf genügend körperliche Aktivität.

Leichtes Übergewicht – eigentlich kein Problem

Wenn Sie leichtes Übergewicht haben (BMI 24–30 für Frauen; BMI 25–30 für Männer), ansonsten aber gesund sind, sich in Ihrem Körper wohlfühlen und mit Ihrer

Figur zufrieden sind, dann besteht aus medizinischer Sicht kein Grund abzunehmen. Und bedenken Sie: Übergewicht ist zu einem großen Teil Veranlagung, die einem in die Wiege gelegt wird, sodass nicht nur falsche Ernährungsgewohnheiten dafür verantwortlich sind. Dazu kommt, dass das Körpergewicht im Alter von Haus aus leicht ansteigt. Ein ganz natürlicher Vorgang: Die Muskelmasse nimmt ab, die Menge des Fettgewebes leicht zu.

WICHTIG

Vererbung sollten Sie aber nicht als Entschuldigung für maßloses Essen nehmen. Mit körperlicher Aktivität und sinnvoller Nahrungsmittelauswahl ist es leicht möglich, ein paar Pfunde zu verlieren.

Leichtes Übergewicht – hier sollten Sie abnehmen

Falls bei Ihnen eine Krankheit wie zum Beispiel Diabetes, Bluthochdruck oder eine Fettstoffwechselstörung vorliegt oder Sie aus familiären Gründen für eine dieser Krankheiten vorbelastet sind, ist es ratsam, das Gewicht zu reduzieren. Leichtes Übergewicht kann in diesen Fällen Ihre Gesundheit gefährden, mögliche Folgen können Herz-Kreislauf-Beschwerden, Arterienverkalkung, Herzinfarkt oder Schlaganfall sein. Bei leichtem Übergewicht genügt es in der Regel, ein paar Gewohnheiten zu ändern, zum Beispiel auf die Chips vor dem Fernseher zu verzichten.

TIPP

Bestimmen Sie im Zweifelsfall zusammen mit Ihrem Arzt das Gewicht, das Sie entweder halten oder erreichen sollten, damit Sie gesund bleiben und sich wohlfühlen.

Fettsucht – Abnehmen dringend erforderlich

Bei einem BMI über 30 sollten Sie unbedingt einen Arzt aufsuchen. Um gesundheitliche Probleme zu vermeiden, ist es notwendig, das Gewicht in den Griff zu bekommen – und dazu ist professionelle Hilfe erforderlich.

So essen Sie gesund

Vielseitig, aber nicht zu viel

So lautet die einfache Grundregel für eine gesunde Ernährung, das heißt:

- Nehmen Sie die Grundnährstoffe Kohlenhydrate, Eiweiß und Fett in einem ausgewogenen Verhältnis zu sich.
- Essen Sie so abwechslungsreich wie möglich, dann stimmt die Versorgung mit Ballaststoffen, Mineralstoffen, Vitaminen und sonstigen Vitalstoffen.
- Essen Sie gerade so viel, dass Sie Ihr Normalgewicht halten.

Die Grundnährstoffe im harmonischen Verhältnis

Kohlenhydrate (50–55 % der Gesamtkalorien)

Essen Sie reichlich frisches Obst und Gemüse (am besten fünf Portionen am Tag), Kartoffeln, Hülsenfrüchte, Getreide, Reis, Brot und Nudeln, um Ihren Kohlenhydratbedarf zu decken. Ballaststoffe zählen ebenfalls zu den Kohlenhydraten. Vor allem Vollkornprodukte enthalten viele Ballaststoffe, die für einen reibungslosen Stuhlgang, einen gesunden Darm und normale Blutfettwerte sorgen. Da sie gut sättigen, helfen sie zudem beim Kaloriensparen.

Eiweiß (10–15 % der Gesamtkalorien)

Essen Sie zwei Drittel pflanzliches Eiweiß, zum Beispiel Linsen, Haferflocken, Vollkornbrot, Kartoffeln, Reis, und ein Drittel tierisches Eiweiß, wie Fleisch, Fisch, Milch, Käse, Eier. Empfehlenswert ist die Kombination, zum Beispiel Kartoffeln mit Ei. Greifen Sie bei tierischen Produkten am besten zu den fettarmen Varianten, um weniger gesättigte Fettsäuren und Cholesterin aufzunehmen.

Fett (nicht mehr als 30 % der Gesamtkalorien)

Fette haben viele wichtige Funktionen im Körper, enthalten aber doppelt so viele Kalorien wie die gleiche Menge Eiweiß und Kohlenhydrate. Wählen Sie also fettbewusst. Achten Sie beim Einkauf auch auf versteckte Fette in fetten Käsesorten, Fleisch- und Wurstwaren sowie Soßen, Cremes, Torten, Gebäck und Süßigkeiten!
Nicht jedes „Light"-Produkt ist automatisch kalorienarm! Denn Begriffe wie „light", „leicht" oder „reduziert" können sich auch nur auf einen niedrigeren Kohlenhydrat-, Zucker- oder Fettgehalt beziehen, was nicht automatisch heißt, dass sie auch weniger Kalorien enthalten. Ein Blick auf das Etikett hilft hier weiter. Bevorzugen Sie stattdessen Produkte, die von Natur aus leicht sind, zum Beispiel, Kartoffeln, Obst, Gemüse und fettarme Milchprodukte, und bereiten Sie diese zu Hause möglichst fettarm zu. Paniertes und Frittiertes sollten nur selten auf den Teller kommen.

INFO

Fetthaltige Lebensmittel schnell gefunden: In der Tabelle sind alle Lebensmittel mit einem Fettgehalt über der 30-Prozent-Grenze mit »F« gekennzeichnet. Ausgenommen hiervon sind Lebensmittel mit weniger als 2 Gramm Fett pro 100 Gramm bzw. Portion.

Essen Sie von morgens bis abends bewusst

Das Frühstück: Hier eignen sich Müsli, Obst, Vollkornbrot mit etwas Quark, Käse oder Wurst. Frühstücksmuffel sollten nicht bis mittags nüchtern bleiben, sondern sich eine leichte Zwischenmahlzeit gönnen.
Zwischenmahlzeiten sind besonders sinnvoll, wenn dabei vor allem Obst oder Milchprodukte wie Joghurt oder Quark gegessen werden. So werden Leistungsabfall und das Aufkommen von Heißhunger, bei dem man meist sehr unkontrolliert isst, verhindert. Aber Vorsicht: Sie sollten trotzdem über den Tag verteilt nicht mehr essen, als Sie an Energie benötigen. Und wer bei jeder Mahlzeit dazu neigt, mehr zu essen als nötig, sollte sich lieber konsequent an die drei Hauptmahlzeiten halten.
Das Abendessen sollte eher leicht und nicht zu üppig sein, weil abends die Verdauung herabgesetzt ist. Rohkost und Salate bei Verdauungsproblemen lieber mittags verzehren und abends stattdessen gedünstetes Gemüse essen.

DARAUF SOLLTEN SIE ACHTEN

- Gedankenloses In-sich-Hineinstopfen von Knabberzeug und Süßigkeiten (zum Beispiel beim Fernsehen) sollten Sie unbedingt vermeiden.
- Essen Sie immer bewusst und achten Sie stets darauf, dass auf Ihrem Speisezettel möglichst oft frischer Salat sowie knackiges Gemüse und Obst stehen – nicht nur zu Hause, sondern auch im Restaurant.
- Informieren Sie sich über den Energiewert Ihrer Nahrung mithilfe dieses Kompasses. Wer bewusst isst, kann besser genießen und weiß, wann sein Körper genug hat.
- Bevorzugen Sie die fettsparenden Zubereitungsarten Dämpfen, Dünsten, Grillen sowie Kochen. Braten Sie nur gelegentlich und verwenden Sie dafür eine beschichtete Pfanne mit wenig Fett.

Maße/Zeichenerklärungen

Gebräuchliche Maße

1 l = 1 Liter	= 100 cl = 1000 ml = 1 kg
0,1 l	= 10 cl = 100 ml = 100 g
1 TL = 1 Teelöffel	= ca. 5 g Flüssigkeit = 5–10 g fester Stoff
1 EL = 1 Esslöffel	= 10–15 g Flüssigkeit = 10–20 g fester Stoff
2 TL = 1 EL	
1 Suppenteller	= 250 ml = 16 EL
1 Maß-Tasse	= 125 ml = 8 EL
1 Tasse bis zum Rand gefüllt	= 150 ml
1 Schnapsglas	= 2 cl
1 Cocktailglas = 1 Südweinglas	= 5 cl
1 Sektglas	= 0,1 l = 10 cl = 100 ml
1 Mineralwasser- oder Obstsaftglas	= 0,2 l
0,25 l Soße, Beutel oder hausgemacht	= 250 ml

Häufig verwendete Lebensmittel

Dickflüssiges wie Crème fraîche oder Ketchup	1 EL = 25 g
Getreide, ganz	1 EL = 20 g
Kokosraspeln, gehackte Nüsse	1 EL = 10 g
Konfitüre	1 EL = 10 g
Leinsaat, Sesam, Sonnenblumenkerne	1 EL = 15 g
Mayonnaise	1 EL = 30 g
Öl	1 EL = 10 g
Relish oder Püree	1 EL = 40 g
Sahne	1 EL = 10 g

Die Mengenangaben für Tee- und Esslöffel beziehen sich immer auf gestrichene Löffel!

Brot, 1 Scheibe	= 40 g
Kastenkuchen oder Rodon	= 16 Stücke
Obstkuchen	= 12 Stücke
Puddingpulver, nach Anweisung zubereitet	= 4 Portionen = 0,5 l

Weitere Abkürzungen

TK	= tiefgekühlt
FP	= Fertigprodukt
BM	= Backmischungen und Kuchenmehle, nach Anweisung zubereitet
GB	= Großbritannien
i. D.	= im Durchschnitt
s. a.	= siehe auch
kcal	= Kilokalorien
St.	= Stück
Pkg.	= Packung
getr.	= getrocknet
E	= viel Eiweiß – bevorzugt essen
F	= viel Fett – vorsichtig essen
K	= viele Kohlenhydrate – überlegt essen
M	= viele Mineralstoffe – bevorzugt essen
V	= viele Vitamine – bevorzugt essen
B	= Ballaststoffe – gezielt essen
Port.	= Portion
+	= nur in Spuren vorhanden
*	= keine Angaben verfügbar

Nahrungsmittel und Getränke von A bis Z

Werte ohne zusätzlichen Hinweis beziehen sich auf 100 Gramm verzehrbaren Anteil.

Lebensmittel (verzehrbarer Anteil)	Kilokalorien kcal	Fett g	Nährwert
Aachener Pflümli Pflaumenmus, *Zentis*, 1 TL	21	+	K
Aachener Printen, 1 St., 20 g	86	4,0	FK
Aal, Fluss-	281	24,5	F
Aal, geräuchert	290	25,6	F
ABC Russisch Brot, *Bahlsen*	395	1,0	K
ACE+F-Drink, *Müller*	29	0,1	V
Acerola	16	0,2	V
Acerola C - 1000, gesüßt, *Rabenhorst*	25	0,2	V
Acerolasaft pur, Bio, *Voelkel*	34	0,1	V
Aceto Balsamico di Modena, *Hengstenberg*	104	0	
Ackersalat	14	0,4	MV
Actimel Drink, *Danone*	71	1,6	K
Actimel Drink, 0,1 % Fett, *Danone*	28	0,1	
Actimel Drink Mango-Maracuja, ungesüßt, *Danone*	54	2,3	F
Activia, Joghurt 1,5 % Fett, Cerealien, *Danone*, 1 Becher	103	1,5	K
Activia, Joghurt 1,5 % Fett, natur, *Danone*, 1 Becher	76	1,9	
Activia, Joghurt 3,5 % Fett, Frucht, *Danone*, 1 Becher, i.D.	117	3,5	K
Activia, Joghurt 3,5 % Fett, Müsli, *Danone*, 1 Becher	126	4,0	K
Activia, Joghurt Drink, *Danone*, 1 Port., 200 g, i.D.	73	1,5	K
Afrika, Vollmilch, *Bahlsen*	535	31,0	FK
After Eight Classic, *Nestlé*, 1 Port.	107	3,2	K
After Eight Fine Sticks, *Nestlé*, 1 Port.	96	5,6	FK
After Eight My Favourite, *Nestlé*, 1 Port.	127	7,9	FK
Agavendicksaft, Bio, *Alnatura*	300	0,1	K
Ahornsirup, 1 EL	40	0	K
Ahornsirup, Grad A, *Granovita*, 1 EL	41	0	K
Akora, Edelherb, *Bahlsen*, 1 Port., 3 St.	143	4,4	FK
Akora, Vollmilch, *Bahlsen*, 1 Port., 3 St.	143	4,1	FK
Alaska-Seelachsfilet, TK, *Eismann*, 1 Port.	114	1,2	E
Alaska-Seelachsfilet in milder Kräutersauce, *Du darfst*, 1 Port.	221	4,5	EK
Alaska-Seelachsscheiben, *Nadler*	286	8,0	E
Ale, engl. Bier, 0,2 l	82	0	
Alexander-Cocktail, 5 cl	133	5,0	F

Lebensmittel (verzehrbarer Anteil)	Kilokalorien kcal	Fett g	Nährwert
Alfalfa-Luzerne, Sprossen, frisch	31	0,7	M
Algen, frisch	37	0,4	E
Alkoholfreies Bier, 0,33 l, i.D.	83	0	
Allgäuer Schmelzkäse, 45 % Fett i. Tr.	264	22,9	EF
Allgäuer Speisequark-Zubereitung, 0,2 % Fett, *Ehrmann*	56	0,2	E
Allgäuer Speisequark-Zubereitung, 20 % Fett, *Ehrmann*	84	3,7	EF
Almdudler, 0,2 l	66	0	K
Almdudler, gespritzt, 0,2 l	46	0	K
Almdudler, zuckerfrei, 0,2 l	3	0	
Almighurt, Fruchtjoghurt, *Ehrmann*, i.D.	95	2,8	K
Almighurt Fantasia, Frucht, *Ehrmann*, i.D.	95	2,8	K
Almighurt Fantasia, Vanilla, *Ehrmann*, i.D.	104	3,0	K
Almighurt Kuchen, *Ehrmann*, i.D.	102	3,0	K
Almighurt Müsli, *Ehrmann*, i.D.	110	3,3	K
Almighurt Schoko, *Ehrmann*	103	3,4	K
Almkäse-Scheiben, herzhaft, *Bergader*	353	29,0	EF
Almkäse-Scheiben, leicht, *Bergader*	268	16,3	EF
Almkäse-Weichkäse, würzig, *Bergader*	451	44,5	F
Aloe-Vera Sensitiv-Jogurt, Classic, *Emmi*	80	1,1	K
Alpenmilch-Schokolade, *Milka*	530	29,5	FK
Altbier, 0,33 l	142	0	
Altmeister Kräuter-Vollwürz-Essig, *Hengstenberg*	18	0	
Amaranth, Bio, *Alnatura*	402	8,8	EK
Amaranth, gepufft, Bio, *Alnatura*	398	8,8	EK
Amaranth-Crunchy pur, Knuspermüsli, Bio, *Allos*	421	11,7	K
Amaranth-Früchtemüsli, Bio, *Allos*	377	8,1	BK
Amaranth-Maiswaffel, ungesalzen, Bio, *Allos*	381	4,6	K
Amaranth-Riegel, Bio, *Alnatura*, 1 St.	97	2,9	EK
Amaranth-Riegel, Vollmilch, Bio, *Alnatura*, 1 St.	121	6,0	FK
Amaranth-Taler, Schoko-Mandel, Bio, *Allos*	531	34,9	FK
Amaranth-Vollkorn-Knäckebrot, Sesam, Bio, *Allos*	368	5,4	BK
American Caesar Dressing, *Kühne*	241	23,0	F
American Sandwich, *Lieken Urkorn*, 1 Scheibe	97	1,5	K
Americano, 8 cl	116	0	
American-Pancake-Teig in der Shakerflasche, FP, *Mondamin*, 1 Port.	315	12,0	FK
Amerikaner, *Kamps*, 1 St.	330	5,8	K
Amicelli, *Mars*, 1 St.	128	6,7	FK
Ammerländer Schinken, roh	190	12,6	F
Ananas	56	0,2	V

Lebensmittel (verzehrbarer Anteil)	Kilo-kalorien kcal	Fett g	Nährwert
Ananas, Glas, *Natreen*	29	0,1	K
Ananas, kandiert	263	0	K
Ananas Dessertstücke, Libbys Obstkonserven, *Nestlé*	82	0,1	K
Ananas in Scheiben, natursüß, Libbys Obstkonserven, *Nestlé*	54	0,1	K
Ananasbowle, 0,2 l	216	0	
Ananas-Maracuja-Nektar, *Natreen*	24	0,1	K
Ananassaft	57	0,1	V
Anchovisfilet, 1 St.	5	0,1	
Anchovispaste, 1 TL	20	0,1	
Anisettelikör, 2 cl	75	0	
Anisplätzchen, 1 St.	20	0,3	K
Anisschnaps, 2 cl	41	0	
Anone (Cherimoya)	63	0,3	V
Antipasti Artischocken	57	5,1	F
Antipasti getrocknete Tomaten	222	8,8	F
Antipasti zum Streichen, Lachs & Dill, *Bresso*	216	18,0	F
Antipasti zum Streichen, Paprika & Peperoni, *Bresso*	199	17,0	F
Apfel, 1 St., 150 g	81	0,9	V
Apfel, getr., 1 Ring, 10 g	26	0,2	BK
Apfel, getr.	255	1,6	BK
Apfelchips, Bio, *Naturata*, 1 Pkg., 70 g	211	1,4	K
Apfel-Cranberry-Nektar, Trinkgenuss, *Granini*	45	0,2	K
Apfelessig, *Hengstenberg*	18	0	
Apfel-Kirsch-Schorle, *Krumbach*	26	0,1	K
Apfel-Knusper-Kuchen, BM, *Aurora*	297	14,8	FK
Apfelkonfitüre, 1 TL	26	+	K
Apfelkraut, Rheinisches, 1 TL	23	0	K
Apfelkraut, Rheinisches	233	0	K
Apfelkren, 1 EL	30	1,7	F
Apfelkuchen, Alt-Böhmischer, TK, *Coppenrath & Wiese*, 1 St.	224	17,6	FK
Apfel-Mangosaft, Bio, *Voelkel*	51	0,2	V
Apfelmark, Bio, *Alnatura*	55	0,4	K
Apfelmark mit Mango, Bio, *Alnatura*	58	0,4	K
Apfelmus, Glas, *Natreen*	55	0,4	K
Apfel-Püfferchen, *Dr. Oetker*, 1 Port.	380	8,9	K
Apfelringe, getr., Bio, *Alnatura*	288	1,8	BK
Apfelrotkohl, 3 Minuten, *Hengstenberg*	69	+	K
Apfelrotkohl, TK, *Eismann*, 1 Port.	115	1,3	K
Apfelsaft, 0,2 l	114	+	V
Apfelsaftschorle Lift, *Coca-Cola*, 0,2 l	50	0	K
Apfelschnaps, 2 cl	63	0	
Apfel-Schorle, *Krumbach*	25	0,1	K
Apfelsine	42	0,2	V
Apfelsine, 1 St., 150 g	63	0,3	V
Apfelstrudel	230	12,0	FK
Apfelstrudel, Blätterteig, *Coppenrath & Wiese*	249	14,0	FK
Apfel-Traube-Beere-Nektar, *Natreen*	21	0,1	K

Lebensmittel (verzehrbarer Anteil)	Kilokalorien kcal	Fett g	Nährwert
Apfelwein, 0,25 l	113	0	
Appenzeller Käse, 50 % Fett i. Tr., 20 g	77	6,3	F
Appenzeller Käse, 50 % Fett i. Tr.	386	31,6	F
Apricot Brandy, 2 cl	61	0	
Aprikose	43	0,1	MV
Aprikose, 1 St., 50 g	22	0,1	MV
Aprikose, getr., 25 g	60	0,1	BK
Aprikose, getr.	240	0,5	BK
Aprikose, Glas, *Natreen*	28	0,1	MV
Aprikose, kandiert	257	0	K
Aprikose halbe Frucht, Libbys Obstkonserven, *Nestlé*	68	0,1	K
Aprikosenfruchtaufstrich, 30 % weniger Kalorien, *Schneekoppe*	168	0,1	K
Aprikosengeist, 2 cl	50	0	
Aprikosenkompott, *Natreen*	48	0,1	K
Aprikosennektar, Trinkgenuss, *Granini*	53	0,2	
Aprikosentorte mit Biskuit, 1 St.	237	12,0	FK
Aranca-Cremespeise, *Dr. Oetker*, 1 Port., i.D.	101	1,4	K
Ardennen-Schinken	264	10,0	EF
Arganöl, Bio, *Vitaquell*, 1 TL	41	4,6	F
Arganöl, Bio, *Vitaquell*, 1 EL	82	9,1	F
Arganöl, Bio, *Vitaquell*	819	91,0	F
Armagnac, 40 %, 2 cl	44	0	
Aromat Universal, *Knorr*	140	3,0	
Aronia-Zitrone-Erfrischungsgetränk, Bio, *Vitaborn*	36	0,1	K

Lebensmittel (verzehrbarer Anteil)	Kilokalorien kcal	Fett g	Nährwert
Arrak, 38 %, 2 cl	46	0	
Arrak-Aroma, 1 Fläschchen	4	0	
Arrowroot (Pfeilwurzelmehl), 1 TL	17	0,1	K
Artischocke, 1 St., 200 g	44	0,2	V
Artischockenboden, Konserve	16	0	V
Artischockenherzen	21	0,6	V
Asia Wok-Mix, TK, *Iglo*	36	0,4	K
Asia-Gemüsemix, TK, *Eismann*, 1 Port.	88	1,7	
Asia-Knusperente, TK, *Eismann*, 1 Port.	450	32,7	EF
Asiapfanne Hähnchen-Curry, TK, *Apetito*, 1 Port.	464	9,0	EK
Asia-Sauce, *Heinz*	156	0,1	K
Aspikpulver, 1 Pkg., 10 g	34	0,1	E
Assugrin, flüssig	0	0	
Asti Spumante	82	0	
Aubergine	17	0,2	M
Aubergine, 1 St., 250 g	43	0,5	M
Aufschnitt, Käse, mild, *Du darfst*	260	16,0	EF
Aufstrich, Curry-Ananas-Tofu, Bio, *Zwergenwiese*	107	4,3	F
Aufstrich, Gemüse, Bio, *Zwergenwiese*	112	5,2	F
Aufstrich, Nuss-Paprika, Bio, *Zwergenwiese*	158	9,2	F
Aufstrich, Tomate-Basilikum mit Joghurt, Bio, *Zwergenwiese*	179	14,5	F
Austern	66	1,2	E
Austernpilz	11	0,2	E
Avocado, 1 St., 200 g	442	47,0	FV

Lebensmittel (verzehrbarer Anteil)	Kilo-kalorien kcal	Fett g	Nährwert
Azora, *Bahlsen*	497	22,0	FK
Babybel Mini, 45 % Fett i. Tr., *Bel*, 1 St.	60	4,8	EF
Babybel Mini, Emmentaler, *Bel*, 1 St.	63	5,0	EF
Babybel Mini, light, *Bel*, 1 St.	42	2,4	EF
Bacardi, 38 %, 2 cl	50	0	
Bachforelle	103	2,7	E
Back-Camembert, *Alpenhain*	298	18,0	EF
Back-Camembert, Minis, *Alpenhain*	314	19,0	EF
Back-Emmentaler, *Alpenhain*	307	16,0	EF
Backerbsen, *Leimer*	514	30,0	FK
Backerbsen, Dinkel-, Bio, *Alnatura*	509	28,3	FK
Backfisch, TK, *Eismann*, 1 Port.	208	9,8	EF
Back-Gouda, mit Wildpreiselbeeren, *Alpenhain*	286	14,0	EF
Back-Käse-Würfel Athena, *Alpenhain*	283	20,0	EF
Backoblaten, i.D.	360	2,5	K
Backobst	246	0,9	BK
Backpflaumen	222	0,6	BK
Backpflaumen, 25 g	56	0,2	BK
Backpulver, 1 Pkg.	18	0	
Bacon-Streifen, *Tulip*	308	28,0	F
Baguette, 1 St., 150 g	390	1,1	K
Baguettebrötchen, TK, *Coppenrath & Wiese*, 1 St.	152	0,4	K
Baguettesalami, *Du darfst*	268	19,0	EF
Baiser, 1 St., 25 g	91	0	K
Baisereier, *Haribo*, i.D.	387	0,1	K

Lebensmittel (verzehrbarer Anteil)	Kilo-kalorien kcal	Fett g	Nährwert
Baked Beans, *Bonduelle*	83	0,4	BK
Balisto Joghurt-Beeren-Mix, *Mars*, 1 St.	94	4,9	FK
Balisto Korn-Mix, *Mars*, 1 St.	92	4,8	FK
Balisto Müsli-Mix, *Mars*, 1 St.	94	5,2	FK
Balkangemüse, TK, *Iglo*	50	0,5	V
Balsamicodressing, *Kühne*	115	5,0	FK
Bambussprossen	17	0,3	MV
Bami Goreng, TK, *Frosta*	112	3,2	K
Banane, 1 St., 150 g	132	0,3	K
Banane, getr.	326	0,8	BK
Bananenchips, Bio, *Naturata*	512	25,5	FK
Bandnudeln, Die Guten, *Bernbacher*	361	2,5	K
Barack Palinka, 40 %, 2 cl	50	0	
Bärenmarke Der cremige Traum, 12 % Fett	164	12,0	F
Bärenmarke Der extra leichte Traum, 3 % Fett	83	3,0	EF
Bärlauch	25	0,5	M
Barsch, Fluss-	81	0,8	E
Basilico Keimöl, *Mazola*	820	91,0	FV
Basilikum	46	0,7	M
Basis-Müsli, Bio, *Alnatura*	388	9,7	BK
Basler Leckerli, 1St., 25 g	95	2,2	K
Basmatireis, Vollkorn, Bio, *Alnatura*	358	3,0	EK
Batate	108	0,6	BK
Batavia-Salat	12	0,2	V
Bauernbrot, 1 Scheibe, 40 g	85	0,4	BK

Lebensmittel (verzehrbarer Anteil)	Kilokalorien kcal	Fett g	Nährwert
Bauernbrot	212	1,1	BK
Bauernbrot mit Teff, *3 Pauly*, 1 Scheibe	126	1,2	K
Bauernfrühstück, Bratkartoffeln mit Speck & Ei, FP, *Pfanni*, 1 Port.	350	26,0	FK
Bauernkruste, BM, *Aurora*	230	1,0	BK
Bauernmettwurst, *Hareico*	256	20,0	EF
Bauernpfanne mit Speck, TK, *Iglo*, 1 Port.	126	5,1	FV
Baumkuchenspitzen, Zartbitter, *Tekrum*, 1 St.	42	2,6	FK
Baumnuss	666	62,0	FV
Baumtomate (Tamarillo)	56	0,8	V
Baumtomate (Tamarillo), 1 St., 80 g	45	0,6	V
Baumwollsamenöl	900	100	F
Bavaria Blu, Der Leichte, *Bergader*	312	26,5	EF
Bavaria Blu, Der Würzige, *Bergader*	451	44,5	EF
Bayerntaler, Hartkäse, *Zott*	369	28,5	EF
Bayerntaler, Hartkäse, leicht, *Zott*	298	18,0	EF
BBQ-Sauce Bull's-Eye, Hot Chili, *Kraft*	157	0,6	K
BBQ-Sauce Bull's-Eye, Orginal, *Kraft*	167	0,5	K
Beach Cola, *Schöller*, 1 St.	111	0	K
Becel, Omega-3-Pflanzenöl	830	92,0	F
Becel, Omega-3-Pflanzenöl, 1 EL	83	9,2	F
Becel Classic, fettreduziertes Streichfett, 45 % Fett	400	45,0	F
Becel Classic, fettreduziertes Streichfett, 45 % Fett, 1 EL	40	4,5	F
Becel Cuisine	660	74,0	F
Becel Cuisine, 1 EL	66	7,4	F
Becel Gold, mit feinem Buttergeschmack	640	70,0	F
Becel Gold, mit feinem Buttergeschmack, 1 EL	64	7,0	F
Becel leicht, fettreduziertes Streichfettt, 30 % Fett	270	30,0	F
Becel leicht, fettreduziertes Streichfettt, 30 % Fett, 1 EL	27	3,0	F
Béchamel-Sauce, *Thomy*	186	17,7	F
Beefsteak-Hack	112	3,0	E
Beerenauslese, 0,25 l, i.D.	245	0	
Beißkohl	14	0,3	V
Bel Paese, Weichkäse, 60 % Fett i. Tr., *Galbani*, 20 g	69	5,6	EF
Bel Paese, Weichkäse, 60 % Fett i. Tr., *Galbani*	345	28,0	EF
Belegkirschen, *Dr. Oetker*	316	0,1	K
Belfrutta Auslese, *Zentis*, i.D.	242	0,2	K
Belmanda Edel-Marzipan-Praliné, *Zentis*, 1 St.	47	2,7	FK
Belmanda Edel-Marzipan-Riegel, *Zentis*, 1 St.	273	15,5	FK

Lebensmittel (verzehrbarer Anteil)	Kilokalorien kcal	Fett g	Nährwert
Belmandel, Mandel-Nougat-Creme, *Zentis*, 1 Port.	83	5,3	FK
Belmandel, Mandel-Nougat-Creme, *Zentis*	554	35,0	FK
Belnuga Edel-Marzipan-Praliné, mit Nougat, *Zentis*, 1 St.	52	3,2	FK
Belnuga Edel-Marzipan-Riegel, mit Nougat, *Zentis*, 1 St.	307	18,7	FK
Belugalinsen, Bio, *Alnatura*	304	1,6	BE
BelVita Frühstückskeks, Cerealien & Milch, *Kraft*, 1 St.	55	1,8	FK
BelVita Frühstückskeks, Choco, *Kraft*, 1 St.	55	1,8	FK
Bemmchen, Bio, *Dr. Quendt*	403	10,7	BK
Bénédictine-Likör, 40 %, 2 cl	50	0	
Bergbauern-Scheiben, mild-nussig, *Bergader*	353	28,0	EF
Bergbauern-Weichkäse, *Bergader*	312	26,5	EF
Bergkäse, 45 % Fett i. Tr., 20 g	77	6,0	F
Berliner, mini, TK, *Coppenrath & Wiese*, 1 St.	47	2,2	FK
Berliner Pfannkuchen, 1 St., ca. 65 g	206	7,7	FK
Berliner Weiße mit Schuss, 0,33 l	175	0	K
Berries, *Haribo*	350	0,1	K
Bickbeeren	37	0,6	BV
Bienenhonig	327	0	K
Bienenhonig, 1 TL	33	0	K
Bienenstich, Mandel-, TK, *Coppenrath & Wiese*, 1 St.	270	16,4	FK
Bier, alkoholfrei, 0,33 l, i.D.	83	0	
Bier, dunkel, 0,5 l, i.D.	185	0	
Bier, hell, 0,5 l, i.D.	235	0	
Bier, leicht, 0,5 l, i.D.	135	0	
Bierrettich, 1 St., 200 g	30	0,4	BV
Bierschinken, i.D.	169	11,4	F
Bierschinken, Puten-, *Höhenrainer*	156	10,0	EF
Bierwurst, i.D.	232	18,7	F
BiFi, 1 Pkg.	126	11,0	F
BiFi Roll, 1 Pkg.	232	16,0	F
Big Sandwich, *Schöller*, 1 St.	128	4,6	FK
Bighurt, 0,1 % Fett, *Onken*	46	0,1	EK
Bighurt, 1,5 % Fett, *Ehrmann*	56	1,5	E
Bighurt, 1,5 % Fett, *Onken*	50	1,5	E
Bighurt, 3,7 % Fett, *Onken*	71	3,7	EF
Bighurt, 3,8 % Fett, *Ehrmann*	73	3,8	EF
Bihun-Suppe, *Sonnen Bassermann*	35	1,8	
Bindobin, Pflanzliches Bindemittel, *Tartex*	187	0,6	B
Bionade, Bio, 1 Flasche, i.D.	69	0,3	KM
Bionade Cola, Bio, 1 Flasche	86	0,3	KM
Bio-Vollkorn-Müsli	410	8,0	BK
Birchermüesli, Apfel-Birne, *Mövenpick*, 1 Becher	50	2,6	K
Bircher-Müsli, *Dr. Ritter*	336	3,6	BK

B

Lebensmittel (verzehrbarer Anteil)	Kilo-kalorien kcal	Fett g	Nährwert
Birkenpilz	18	0,6	MV
Birne	55	0,3	BV
Birne, 1 St., 150 g	83	0,5	BV
Birne, getr.	213	1,8	BK
Birne halbe Frucht, Libbys Obstkonserven, *Nestlé*	69	0,1	K
Birnenfein, Bio, *Heirler*	244	0	K
Birnengeist, 2 cl	60	0	
Birnenkompott, *Natreen*	48	0,3	K
Birnennektar	55	0,2	K
Birnennektar, Williams-Christ, Trinkgenuss, *Granini*	51	0,2	V
Biscotti Dinkel, Bio, *Alnatura*	439	18,2	FK
Biskin, Pflanzencreme, i.D.	738	82,0	F
Biskin, Pflanzenöl	828	92,0	F
Biskin, Pflanzenöl, 1 EL	83	9,2	F
Biskuitrolle mit Zitronensahne	282	15,0	FK
Biskuitteig, BM, zubereitet, *Ruf*	293	6,2	K
Bismarckhering, *Nadler*	186	14,0	EF
Bistro Baguette à la Provence, TK, *Dr. Oetker*, 1 Port.	345	16,3	FK
Bistro Baguette Champignons, TK, *Dr. Oetker*, 1 Port.	283	11,3	FK
Bistro Baguette Salami, TK, *Dr. Oetker*, 1 Port.	308	12,9	FK
Bistro Baguette Spéciale, TK, *Dr. Oetker*, 1 Port.	290	10,6	FK
Bitter Lemon, *Schweppes*, 0,25 l	125	0	K

Lebensmittel (verzehrbarer Anteil)	Kilo-kalorien kcal	Fett g	Nährwert
Bitter Lemon light, *Schweppes*, 0,25 l	18	0	
Bitterschokolade, 70 % Kakaomasse	520	40,0	F
Black Velvet, 0,2 l	140	0	
Blätterbrezeln, *Bahlsen*	516	27,0	FK
Blätterkohl	37	0,9	BV
Blätterteig, TK, *Eismann*	402	25,5	FK
Blätterteighäppchen mit Garnelen, TK, *Costa*, 1 St.	65	4,1	EF
Blätterteigpastetchen, FP, 1 St.	215	21,0	FK
Blätterteigteilchen, 1 St.	280	23,0	FK
Blattgelatine, *Dr. Oetker*, 10 g	35	0	E
Blattspinat, gedünstet, 1 Port.	120	2,0	MV
Blattspinat mit Feta, TK, *Iglo*, 1 Port., 150 g	117	6,8	FV
Blattspinat mit Gorgonzola, TK, *Iglo*, 1 Port., 150 g	128	8,1	FV
Blaubeeren	37	0,6	MV
Blaufelchen	100	3,2	E
Blaukraut	22	0,2	MV
Blauschimmelkäse, 60 % Fett i. Tr., *Bresso*	436	43,0	F
Bleichsellerie	15	0,2	MV
Bleu d'Auvergne, 50 % Fett i. Tr.	358	29,6	EF
Bleu de Bresse, 50 % Fett i. Tr.	358	29,6	EF
Blockmalz	281	1,0	K
Bloody Mary	95	0	
Blumenkohl	22	0,3	MV
Blumenkohl, Rahm-, TK, *Iglo*	72	4,2	FV

Lebensmittel (verzehrbarer Anteil)	Kilokalorien kcal	Fett g	Nährwert
Blumenkohl-Brokkoli-Suppe, *Knorr*, 1 Port.	130	8,0	F
Blumenkohl-Brokkoli-Suppe, *Maggi*, 1 Port.	148	8,7	F
Blunze, Blutwurst, i.D.	301	29,0	F
Blutwurst, i.D.	301	29,0	F
Bockbier, hell, untergärig, 0,5 l	310	0	
Bockwurst	277	25,3	F
Bodenseefelchen	100	3,2	E
Bohnen, grün	33	0,2	MV
Bohnen, weiß, *Bonduelle*	87	0,6	BE
Bohnen, weiß, getrocknet	238	1,6	BE
Bohnensalat, *Hengstenberg*	107	0,5	EK
Bohnensalat, *Kühne*	38	0,2	K
Bohnensprossen, frisch	34	0,7	M
Bolognese, vegetarisch, Bio, *Eden*	78	2,0	E
Bolognese al Gusto, *Knorr*	90	4,5	EF
Bolognese Nudelsauce, *Bernbacher*	86	4,5	EF
Bolognese Sauce, vegetarisch, Bio, *Tartex*	85	3,0	EF
Bonbel, Butterkäse, *Bel*	349	27,0	EF
Bonbel, cremig-würzig, *Bel*	318	26,0	EF
Bonbel, cremig-würzig, leicht, *Bel*	204	12,0	EF
Bonbel, Joghurt-leicht, *Bel*	267	19,0	EF
Bonbon, i.D.	388	0,3	K
Bonifaz, Joghurt, *Bergader*	289	23,3	EF
Bonifaz, natur, *Bergader*	451	44,5	EF
Borschtsch, Russischer, 0,25 l	100	3,4	MF
Bouillon, Rinds-, Instant, *Knorr*, 1/8 l	5	0,1	
Bouillon Gartengemüse, Instant, *Maggi*, 1/8 l	4	0,2	
Bounty, *Mars*, 1 St., 28,5 g	139	7,4	FK
Bounty, zartherb, *Mars*, 1 St.,	139	7,8	FK
Bounty-Eisriegel, *Mars*, 1 St., 25 ml	70	4,3	FK
Bourbon, 40 %, 4 cl	99	*	
Boursin, Knoblauch & feine Kräuter, *Bel*	405	41,0	EF
Boursin, Pfeffer, *Bel*	409	41,0	EF
Bowle, 150 ml	119	0	K
Boysenbeeren	33	0,3	MV
Brachse	116	5,5	EF
Brägenwurst	281	26,9	F
Brandy, 40 %, 2 cl	49	0	
Branntwein, 38 %, 2 cl	42	*	
Brasilnuss	673	67,0	FV
Brasilnuss, 4 St.	162	16,1	FV
Brasse	116	5,5	EF
Bratapfelkuchen, BM, *Dr. Oetker*, 1 St.	343	20,2	FK
Bratensaft, Instant, *Maggi*, 1 Port., 100 ml	43	2,8	F
Bratensoße, Delikatess, Rind, *Maggi*, 1 Port., 100 ml	38	1,7	
Bratensoße, *Knorr*, 1 Port., 100 ml	30	0,4	
Bratensoße Extra, *Knorr*, 1 Port., 100 ml	40	1,5	
Brathähnchen	166	9,6	EF

Lebensmittel (verzehrbarer Anteil)	Kilokalorien kcal	Fett g	Nährwert
Brathering	204	15,2	F
Brathering, 1 St., 150 g	306	22,8	F
Brathering, *Nadler*	144	12,0	EF
Bratkartoffeln, FP, ohne Öl, *Henglein*, 1 Port.	215	5,8	K
Bratkartoffeln, FP, *Pfanni*, 1 Port.	230	11,0	FK
Bratmaxe, Dicke, *Meica*, 1 St.	256	22,0	F
Bratwurst, vom Kalb, i.D.	266	25,0	F
Bratwurst, vom Schwein, i.D.	298	28,8	F
Bratwürstchen, Bio, *Alnatura*	270	23,3	EF
Brauner Zucker	386	0	K
Braunkohl	37	0,9	MV
Braunschweiger Mettwurst, i.D.	390	37,2	F
Brechbohnen, grün, fein, *Bonduelle*	26	0,4	MV
Brechbohnen, junge, TK, Bio, *Frosta*	29	0,2	MV
Breitwegerich	25	0,4	BM
Bremer Pinkel	210	11,0	F
Brennnesselsaft	17	0	MV
Brezel, Blätterteig-	518	24,3	FK
Brezel, Laugen-, 1 St., 50 g	113	0,9	K
Brezeln, glutenfrei, Mais, *3 Pauly*	480	21,0	FK
Brie, 45 % Fett i. Tr.	313	25,0	F
Brie, 50 % Fett i. Tr.	345	27,9	F
Brie Royal	430	41,0	F
Bries, Kalb	99	3,4	EF
Briette, 30 % Fett i. Tr., *Striegistaler Zwerge*	211	13,0	F
Brokkoli	26	0,2	MV
Brokkoli-Cremesuppe, *Erasco*, 1 Port.	133	9,5	F

Lebensmittel (verzehrbarer Anteil)	Kilokalorien kcal	Fett g	Nährwert
Brokkoli-Röschen, TK, *Iglo*	29	0,8	V
Brokkolicremesuppe, *Weight Watchers*, 1 Port.	155	2,7	K
Brombeeren	44	1,0	BV
Brombeeren, Dose, abgetropft	74	1,0	BK
Brombeerkonfitüre, 1 TL	26	0	K
Brombeersaft, ungesüßt	38	0,6	
Brösel	349	1,0	K
Brösel, 1 EL	52	0,2	K
Brot, s. einzelne Sorten			
Brotaufstrich Bärlauch, Bio, *Alnatura*	405	41,0	F
Brotaufstrich Cremisso, Bio, *Tartex*, i.D.	372	36,2	F
Brotaufstrich Ei, *Weight Watchers*	52	3,8	EF
Brotaufstrich Geflügel mit Früchten, *Weight Watchers*	172	12,8	EF
Brotaufstrich Hokkaido-Kürbis, Bio, *Alnatura*	187	12,7	F
Brotaufstrich Köstlichkeiten der Welt, Bio, *Tartex*, i.D.	215	18,0	F
Brotaufstrich Kräuter, Bio, *Tartex*	221	16,5	F
Brotaufstrich Mandel-Paprika, Bio, *Eden*	156	9,5	F
Brotaufstrich Scharfe Schote, Bio, *Eden*	129	5,3	F
Brotaufstrich Thunfisch, *Weight Watchers*	194	14,2	EF
Brotaufstrich Tomate-Mozzarella, *Weight Watchers*	163	12,4	F

Lebensmittel (verzehrbarer Anteil)	Kilokalorien kcal	Fett g	Nährwert
Brötchen, 1 St., 30 g	82	0,6	K
Brötchen aus Blätterteig, 1 St., 30 g	104	1,5	K
Brot-Mix Backmischung dunkel, glutenfrei, *Schär*	327	2,6	BK
Brot-Mix Backmischung hell, glutenfrei, *Schär*	344	1,1	BK
Brotzeit-Eck, *Alpenhain*	291	23,0	EF
Brownies, BM, *Aurora*	451	22,7	FK
Brownies, BM, *Dr. Oetker*, 1 St.	177	7,7	FK
Brühe, fett, Würfel, *Maggi*, 1/4 l	18	1,3	
Brühe, gekörnt, *Maggi*, 1/4 l	8	0,5	
Brühe, klar, *Maggi*, 1/4 l	8	0,3	
Brühwürfel, *Maggi*, 1/4 l	8	0,5	
Brühwurst, 25 %, Dose	274	25,0	F
Brunnenkresse	22	1,0	MV
Bruschetta Olive, schwarz, Bio, *Alnatura*	442	47,7	F
Brüsseler Kohl	36	0,3	MV
Brustschinken, Puten-, *Höhenrainer*	102	1,5	E
Büchsenmilch, 7,5 % Fett	133	7,6	F
Büchsenmilch, 7,5 % Fett, 1 TL	7	0,4	F
Büchsenmilch, 10 % Fett	177	10,1	F
Büchsenmilch, 10 % Fett, 1 Tassenpkg.	14	0,8	F
Büchsenmilch, 10 % Fett, 1 TL	9	0,5	F
Buchstabensuppe, *Knorr*, 1 Port.	90	1,0	K
Buchweizen, Korn, geschält	336	1,7	EK
Buchweizen-Flakes, Bio, *Allos*	405	1,3	BK
Buchweizengrütze	337	1,6	EK
Buchweizengrütze, 1 EL	67	0,3	EK
Buchweizenvollmehl	354	2,7	BK
Buchweizenvollmehl, 1 EL	71	0,5	BK
Bückling	224	15,5	EF
Budapester Salat, *Homann*	229	19,5	F
Budapester Salat, *Nadler*	283	27,0	F
Büffelmilchkäse	255	19,8	EF
Buko, Active, 0,2 % Fett, *Arla*	70	0,2	E
Buko, Balance, 17 % Fett, *Arla*	200	17,0	EF
Buko, Fit, 9 % Fett, *Arla*	137	9,0	EF
Buko, Der Sahnige, *Arla*	260	25,0	F
Bulgur	307	2,1	BV
Bum Bum, Eiscreme, *Schöller*, 1 St.	161	9,0	FK
Bündnerfleisch	242	9,5	EF
Bündnerfleisch, original, *Zimbo*	184	3,7	E
Bunte Streuselkuchenplatte, TK, *Eismann*, 1 St., i.D.	214	8,9	FK
Burlander, 30 % Fett i. Tr., *Milram*	260	16,0	EF
Bürli, Ruchmehl, 1 St., 30 g	67	0,4	K
Bürzelkohl	11	0,3	V
Butaris Butterschmalz, 1 EL	135	15,0	F

Lebensmittel (verzehrbarer Anteil)	Kilokalorien kcal	Fett g	Nährwert
Butaris Butterschmalz	898	99,8	F
Butt, Heil-, weiß	95	1,6	E
Butter	754	83,2	F
Butter, 1 EL	75	8,3	F
Butter, 1 TL	38	4,2	F
Butter, leichte, 39 % Fett, *Du darfst*	360	39,0	F
Butter, Milchhalbfett	388	39,8	
Butter, Milchhalbfett, 1 EL	39	4,0	F
Butter, Milchhalbfett, 1 TL	19	2,0	F
Butterbaguette Kräuter, *Meggle*	318	13,6	FK
Butterblätter, *Bahlsen*	502	24,0	FK
Buttergemüse, TK, *Iglo*	105	7,0	BF
Butterhörnchen, Mini, *Harry*	357	12,0	FK
Butterkäse, 30 % Fett i. Tr.	244	26,3	F
Butterkäse, 60 % Fett i. Tr.	380	34,7	F
Butterkeks, *Leibniz*, 6. St.	128	3,3	K
Butterkeks, 30 % weniger Zucker, *Leibniz*, 6. St.	134	3,2	K
Butterkeks, glutenfrei, *Schär*, 5 St.	184	5,7	K
Butterkeks, Vollkorn, *Leibniz*, 5 St.	143	5,1	FK
Butterkeks Mini, *Leibniz*	452	14,0	K
Butterkeks Mini Choco, *Leibniz*	488	22,0	FK
Butterkuchen, TK, *Eismann*, 1 St.	222	9,7	FK
Buttermilch, mit feinen Butterflocken, *Weihenstephan*	38	0,9	E
Buttermilch, Frucht, *Müller*, i.D.	63	0,5	E
Buttermilch, reine, *Müller*	38	0,6	E
Buttermilch-Drink, *Milram*, i.D.	61	0,4	EK
Buttermilchpulver	380	5,5	E
Buttermilch-Quark, Bio, *Arla*	70	0,5	E
Butterpilz	12	0,4	MV
Butterschmalz	897	99,5	F
Butterzopf, *Lieken Urkorn*	320	8,0	K
Café au lait, *Nestlé*, 1 Tasse, 150 ml	56	2,5	FK
Caffè Freddo Cappuccino, *Mövenpick*, 1 Becher	122	2,6	K
Caffè Freddo Macchiato, *Mövenpick*, 1 Becher	166	7,4	FK
Caffè Latte Macchiato, *Emmi*	80	4,0	FK
Caffè Latte Macchiato light, *Emmi*	39	0,8	K
Calamares, ausgebacken	112	2,0	E
Calamares à la Romana, TK, *Eismann*, 1 Port.	521	28,0	FK
Calippo Cola, *Langnese*, 1 St.	95	0	K
Calvados, 2 cl	63	0	
Calzone Speciale, TK, *Dr. Oetker*, 1 St.	763	39,7	FK
Cambozola Balance, 70 % Fett i. Tr., *Champignon*	303	25,0	EF
Cambozola Classic, 70 % Fett i. Tr., *Champignon*	427	42,0	F

Lebensmittel (verzehrbarer Anteil)	Kilokalorien kcal	Fett g	Nährwert
Camembert, 30 % Fett i. Tr., *Weihenstephan*	211	13,0	EF
Camembert, 45 % Fett i. Tr.	285	22,3	EF
Camembert, 45 % Fett i. Tr., *Weihenstephan*	275	21,0	EF
Camembert, 55 % Fett i. Tr., *Weihenstephan*	337	28,5	EF
Camembert, 60 % Fett i. Tr.	378	34,0	EF
Camembert, leicht, 30 % Fett i. Tr., *Champignon*	211	13,0	EF
Camembert, Rahm, 55 % Fett i. Tr., *Champignon*	333	28,0	EF
Campari, 5 cl	63	0	
Campino Früchte-Joghurt, *Storck*, 1 St.	16	0,2	K
Canderel, Streusüße, *Canderel*, 1 TL	2	0	
Cantaloupemelone	54	0,1	MV
Cantuccini Selection, Bio, *Alnatura*	446	19,1	FK
Cappelloni Käse & Rucola, *Hilcona*, 1 Port.	483	17,5	FK
Cappelloni Ricotta & Basilikum, *Hilcona*, 1 Port.	407	9,0	K
Cappelloni Spinat, Käse & Pinienkerne, Vollkorn, *Hilcona*, 1 Port.	525	20,0	FK
Cappelloni Tomate, Mozzarella & Basilikum, Vollkorn, *Hilcona*, 1 Port.	515	22,0	FK
Cappuccino, cremig zart, *Nestlé*, 1 Tasse, 150 ml	53	1,1	K
Cappuccino, Instant, *Natreen*, 1 Tasse, 125 ml	23	0,6	
Cappuccino Vanilla, *Nestlé*, 1 Tasse, 150 ml	62	2,0	K
Capri, Eis, *Langnese*, 1 St.	50	0,5	K
Caprice des Dieux, 60 % Fett i. Tr., *Edelweiß*	345	31,0	F
Caramac, *Nestlé*, 1 Riegel	174	11,0	FK
Caramel-Töpfli, *Emmi*, 1 Becher	209	6,8	K
Carbonara al Gusto, FP, *Knorr*	120	10,0	F
Caretta-Orange, *Schöller*, 1 St.	55	0	K
Carissa (Natalpflaume)	78	1,1	V
Caro Malzkaffee, ohne Milch und Zucker, *Nestlé*, 1 Tasse, 150 ml	8	0	
Cashewkerne, *Lorenz*	621	50,0	F
Cashewkerne, geröstet, gesalzen, Bio, *Naturata*	568	42,2	F
Cashewkerne ohne Salz, *Ültje*	626	49,0	FV
Cassavastärke, 1 EL	52	+	K
Cassis, 2 cl	65	0	
Cefrisch, i.D.	55	0	K
Celebrations, *Mars*, 1 St.	45	2,2	FK
Cenofix, Feinwürzmittel, Bio, *Cenovis*, 1 EL	25	0,5	K
Cervelatwurst, i.D.	394	34,8	F
Chablis, 0,25 l	167	0	
Chai Latte, Classic, *Emmi*	53	1,0	K
Champagner, Brut	67	0	

Lebensmittel (verzehrbarer Anteil)	Kilokalorien kcal	Fett g	Nährwert
Champagner, Demi-sec	124	0	
Champagner, Extra dry	70	0	
Champagner, Sec	90	0	
Champagner-Cocktail, 5 cl, i.D.	60	0	
Champagner-Kraut, *Hengstenberg*	32	0,1	BV
Champignon	16	0,3	BM
Champignon, Dose	20	0,5	BE
Champignon, gegrillt, pikant, *Kattus*	71	5,5	F
Champignoncremesuppe, *Knorr*, 1 Port.	110	6,0	F
Champignoncremesuppe, Meisterklasse, *Maggi*, 1 Port.	133	8,3	F
Chartreuse, gelb, 40 %, 2 cl	60	0	
Chartreuse, grün, 55 %, 2 cl	75	0	
Chavroux, Weichkäse aus Ziegenmilch, 49 % Fett i. Tr., *Edelweiß*	172	13,5	F
Chayote	24	0	V
Cheddar, 50 % Fett i. Tr.	391	32,2	F
Chef-Frites, TK, *McCain*	169	5,5	K
Cherimoya (Anone)	63	0,3	V
Cherry Brandy, 30 %, 2 cl	61	0	
Chester, 50 % Fett i. Tr.	391	32,2	F
Chiasamen, *Govinda*	524	31,4	EF
Chicken-Sticks, TK, *Iglo*, 1 St.	56	2,8	EF
Chicorée	16	0,2	MV
Chili con Carne, Eintopf, *Erasco*, 1 Port.	396	14,4	EK
Chili sin Carne, Bio, *Tartex*, 1 Glas	295	9,0	K
Chili-Bratling, Bio, *Verival*, 1 St.	204	8,6	EF

Lebensmittel (verzehrbarer Anteil)	Kilokalorien kcal	Fett g	Nährwert
Chilisauce, *Bamboo Garden*	110	0,5	K
Chilisauce, Bio, *Zwergenwiese*	86	0,3	K
China Chicken, Hähnchen süss-sauer & Mie-Nudeln, *Apetito*, 1 Port.	464	7,4	EK
Chinakohl	12	0,3	MV
Chinamorcheln, getr.	98	3,0	E
Chinarollen, Luxus-, TK, *Eismann*, 1 St.	224	8,3	FK
Chinesisch süß-sauer Sauce, Pikant, *Uncle Ben's*, 1 Glas	423	1,2	K
Chinesische Pfanne, TK, *Iglo*	49	0,6	MV
Chinesischer Gemüsetopf, *Erasco*, 1 Port.	84	1,2	MV
Chips	539	39,4	FK
Chips, 1 Port., 30 g	162	11,8	FK
Chipsletten, gesalzen, *Lorenz*, 1 Port., 30 g	163	9,9	FK
Choc Ovo, *Ovomaltine*, 1 Riegel	86	2,6	K
Choclait Chips Classic, *Nestlé*, i.D.	506	25,7	FK
Choco Crossies Classic, *Nestlé*	521	27,9	FK
Choco Krispies, *Kellogg's*, 1 Port. (30 g + 125 ml fettarme Milch)	175	3,0	K
Choco Tresor Nougat, *Kellogg's*, 1 Port. (30 g + 125 ml fettarme Milch)	193	7,0	FK
Choco-Balls, Bio, *Eden*	400	4,2	K
Chocolate Mint, Likör, 27 %, 2 cl	64	0	

Lebensmittel (verzehrbarer Anteil)	Kilokalorien kcal	Fett g	Nährwert
Chocolate O's, glutenfrei, *Glutano*, 1 St.	47	2,3	FK
Chokini, *Bahlsen*	495	24,0	FK
Chop Suey, *Weight Watchers*, 1 Port.	324	2,4	EK
Christstollen, echter Dresdner, *Dr. Quendt*	404	19,2	FK
Chutney, 1 EL	42	0	K
Ciabatta rustica zum Fertigbacken, *Harry*	255	3,6	BK
Ciabatta zum Fertigbacken, glutenfrei, *Schär*, 1 St.	109	0,9	BK
Cini-Minis, *Nestlé*, 1 Port. (30 g + 125 ml fettarme Milch)	187	5,1	K
Clementine	39	0,1	V
Clementine, 1 St., 40 g	16	0	V
Clusters, Mandel, *Nestlé*, 1 Port. (40 g + 125 ml fettarme Milch)	211	4,7	K
Coca-Cola, 0,25 l	105	0	K
Coca-Cola light, 0,25 l	0	0	
Cocktaildressing, frisch, *Weight Watchers*	98	6,0	FK
Cocktailkirsche, 1 St.	8	+	K
Cocktailsauce, *Kühne*	289	24,0	F
Cocktailwürstchen, 1 St., 10 g	30	2,8	F
Cognac, 40 %, 2 cl	47	0	
Cointreau, 40 %, 2 cl	47	0	
Cola-Fläschchen, *Haribo*	343	0,1	K
Cola-Mix, Limonade, *Krumbach*	38	0,1	K
Cola-Rum	168	0	K
Cola-Schlangen Sour Snup, *Haribo*	327	0,1	K
Color-Rado, *Haribo*, i.D.	358	2,2	K
Comtess-Kuchen, *Bahlsen*, i.D.	450	24,5	FK
Cookies Chocolate Mountain, Classic, *Griesson*, 1 St.	96	4,8	FK
Corned beef, deutsch	141	6,0	EF
Cornetto Bottermelk Zitrone, *Langnese*, 1 St.	210	9,0	FK
Cornetto Choc'n'Ball, *Langnese*, 1 St.	360	21,0	FK
Cornetto Erdbeer, *Langnese*, 1 St.	200	8,0	FK
Cornetto Haselnuss, *Langnese*, 1 St.	230	14,0	FK
Cornflakes, *Kellogg's*, 1 Port. (30 g + 125 ml fettarme Milch)	172	2,5	K
Cornflakes, Crunchy Nut, *Kellogg's*, 1 Port. (30 g + 125 ml fettarme Milch)	180	3,5	K
Cornflakes, glutenfrei, *Glutano*	371	1,0	K
Cornichons, *Specht*	21	0,2	
Cornichons, klein, 1 St.	2	+	
Corny free Müsliriegel, *Schwartau*, 1 St., i.D.	68	2,1	K
Corny Milch Müsliriegel, Classic, *Schwartau*, 1 St.	133	5,8	FK
Corny Müsliriegel, Schoko, *Schwartau*, 1 St.	112	4,4	FK
Cottage Cheese	81	2,9	EF
Country Potatoes Classic, TK, *McCain*	149	5,0	FK
Courgettes	19	0,4	MV
Couscous, Bio, *Alnatura*	352	1,8	EK

Lebensmittel (verzehrbarer Anteil)	Kilokalorien kcal	Fett g	Nährwert
Couscous mit Früchten nach Art Orient, *Dr. Oetker*, 1 Port.	279	4,0	K
Couscous Oriental, TK, *Frosta*	114	3,3	K
Crabmeat, Dose	87	1,7	E
Crack & Taste, gesalzen, *Wasa*, 1 Scheibe	140	4,5	K
Cracker	450	14,0	FK
Cranberries, getr., Bio, *Naturata*	254	2,3	BK
Cranberry	35	0,7	MV
Crazy Curry, Rotes Thaicurry mit Reis, *Apetito*, 1 Port.	653	29,8	FK
Crema Balsamico, *Hengstenberg*	257	0	K
Crema con Aceto Balsamico, Origin, Bio, *Alnatura*	243	0,1	K
Crème Brûlée, *Dr. Oetker*, 1 Port.	270	16,1	FK
Crème de Cacao, 27 %, 2 cl	57	0	
Crème de Grand Marnier, 17 %, 2 cl	67	0	
Crème de Menthe, 30 %, 2 cl	75	0	
Crème double, *Dr. Oetker*, 1 EL	101	10,5	F
Crème fraîche, *Dr. Oetker*, 1 EL	74	7,5	F
Crème fraîche Kräuter, *Dr. Oetker*, 1 EL	71	7,0	F
Crème fraîche légère, *Dr. Oetker*, 1 EL	42	3,8	F
Creme Stracciatella, FP, *Dr. Oetker*, 1 Port.	111	2,7	K
Creme-Dessert, Schokolade, *Natreen*, 1 Port.	53	2,4	FK
Cremefine zum Kochen, 15 % Fett, *Rama*	159	15,0	F
Cremequark, Erdbeer/Kirsch, *Ehrmann*	105	3,0	K
Cremissimo Bourbon-Vanille, Leichter Genuss, *Langnese*	170	5,0	K
Cremissimo Eierlikör-Vanille, *Langnese*	210	9,0	FK
Cremissimo Stracciatella, *Langnese*	240	11,0	FK
Cremissimo Walnuss, *Langnese*	240	8,0	FK
Cremisso, Aufstrich, Bio, *Tartex*, i.D.	372	36,2	FK
Crevetten	87	1,4	E
Crispini Crunchy Choco, *Bahlsen*	531	29,0	FK
Crispy Chicken, TK, *Iglo*, 1 St.	251	13,0	EF
Croissant, Butter-, *Kamps*, 1 St.	310	17,0	FK
Crunchips, Paprika, *Lorenz*, 1 Port., 30 g	163	10,5	FK
Cuba libre	162	0	K
Cuja Mara Split, *Langnese*, 1 St.	100	5,0	FK
Culinesse, Pflanzencreme, *Rama*	670	74,0	FK
Cumberland Sauce, 1 EL	45	0	K
Cupcake, Himbeer-Schoko, BM, *Dr. Oetker*, 1 St.	257	17,2	FK
Curacao blue, 30 %, 2 cl	75	0	

Lebensmittel (verzehrbarer Anteil)	Kilo-kalorien kcal	Fett g	Nährwert
Curry-Hähnchensalat, exotischer, *Du darfst*	146	7,7	EF
Curryhuhn, *Du darfst*, 1 Port.	371	6,0	EK
Curry-Ketchup, *Heinz*	105	0,1	K
Curry-King XXL, *Meica*, 1 Port.	840	56,0	F
Curry-Mango-Sauce, *Heinz*	348	29,0	FK
Currypulver, 1 TL	8	0,3	
Currysauce, Feinschmecker, *Knorr*	85	4,0	FK
Curry-Sesam, vegetarische Pastete, *Granovita*	219	16,9	F
Currysoße, Delikatess, *Maggi*, 1 Port., 100 ml	54	3,0	FK
Curuba	63	0,4	V
Cyclamat	0	0	
Cynar, *Campari*, 4 cl	100	0	
Daiquiri, 15 cl	167	0	
Damhirsch	112	3,3	E
Danablu, Rahmstufe, *Castello*	341	29,0	EF
Danbo, 45 % Fett i. Tr.	330	27,0	EF
Danone Family Joghurt, Frucht, 1 Becher, i.D.	116	3,6	K
Danone Family Joghurt, Stracciatella, 1 Becher	145	4,8	K
Dany Sahne, Bourbon Vanille, *Danone*, 1 Becher	150	7,0	FK
Dany Sahne, dunkle Schokolade, *Danone*, 1 Becher	159	8,4	FK
Dany Sahne, Schoko, *Danone*, 1 Becher	154	7,4	FK
Dany Sahne, Schoko-Vanille, *Danone*, 1 Becher	150	7,3	FK

Lebensmittel (verzehrbarer Anteil)	Kilo-kalorien kcal	Fett g	Nährwert
Danziger Goldwasser, 38 %, 2 cl	75	0	
Dattel, frisch	280	1,0	MV
Dattel, frisch, 1 St., 15 g	42	0,2	MV
Dattel, getr.	277	0,5	BK
Dattel, getr., 1 St., 7 g	19	0	BK
Dattel, getr., entsteint, Bio, *Alnatura*	290	0,4	BK
Dattelmark, 1 EL	40	+	K
Dauerhefe, 7 g	20	0,1	
Debreziner, Puten-, *Höhenrainer*	209	15,0	F
Deit Citrus, Diätlimonade, 0,2 l	2	0	
Deit Orange, Diätlimonade, 0,2 l	6	0	
Dekor Konfetti, *Dr. Oetker*	426	5,0	K
Delicate Thin Crisp, Rosmarin & Salz, *Wasa*, 1 Scheibe	36	0,7	K
Delicate Thin Crisp, Sesam, *Wasa*, 1 Scheibe	38	1,1	K
Dessertsoße, Frucht, *Schwartau*, i.D.	270	0,3	K
Dessertsoße ohne Kochen, Bourbon-Vanille, *Dr. Oetker*	95	1,6	K
Dessertsoße ohne Kochen, Vanille-Geschmack, *Dr. Oetker*, 1 Port.	69	1,2	K
Dessertsoße zum Kochen, Vanille-Geschmack, *Dr. Oetker*, 1 Port.	115	2,0	K
Dessertwein, 5 cl	80	*	

Lebensmittel (verzehrbarer Anteil)	Kilokalorien kcal	Fett g	Nährwert
Deutschländer Würstchen, *Meica*, 1 St.	126	10,5	F
Dextro Energy, 1 Täfelchen	21	+	KM
Dezaley, 0,25 l	166	0	
Diät-Konfitüre, 1 TL, i.D.	20	+	K
Diät-Kurmolke, Bio, *Heirler*	32	0,1	E
Dickmilch, 3,5 % Fett	61	3,5	EF
Dickmilch, entrahmt	32	0,1	E
Dickmilch, mit Frucht, 3,5 % Fett	97	3,0	E
Dickmilch, mit Frucht, fettarm	83	1,0	E
Dickmilch, Sahne-, mit Frucht	144	9,0	EF
Dill, frisch	54	0,8	V
Dillgurke	30	0,2	
Dillhappen, light, *Nadler*	191	15,0	EF
Dill-Sahne-Sauce, *Thomy*	77	5,8	F
Dinkel, gepufft, Bio, *Alnatura*	374	2,1	K
Dinkelbrezeln Sesam, Bio, *Alnatura*	412	9,1	K
Dinkelbrötchen, 1 St., 50 g	123	1,9	K
Dinkelchen, mit Vollmilchschokolade, *Dr. Quendt*, 1 Pkg.	404	17,1	FK
Dinkelchen, mit Zartbitterschokolade, *Dr. Quendt*, 1 Pkg.	415	20,2	FK
Dinkel-Cracker, Natur, Bio, *Alnatura*, 1 St.	21	0,6	BK
Dinkel-Cracker, Sesam, Bio, *Alnatura*, 1 St.	22	0,8	FK
Dinkel-Crunchy, Bio, *Alnatura*	426	12,5	K
Dinkel-Drink, Natur, Bio, *Alnatura*	43	1,5	K
Dinkelflakes, Bio, *Alnatura*	370	2,5	BK
Dinkelflocken, Großblatt, Bio, *Alnatura*	353	2,6	BK
Dinkelgrünkernbrot, Bio, *Alnatura*	193	1,4	BK
Dinkel-Hafer-Taler, Vollkorn, *3 Pauly*	503	25,0	FK
Dinkel-Joghurt-Taler, Bio, *Sonnentor*, 1 Pkg., 50 g	241	10,9	FK
Dinkel-Kakao-Poppies, Bio, *Allos*	381	4,5	K
Dinkelkeks, Vollkorn, *3 Pauly*	494	23,0	FK
Dinkelkleie, Bio, *Alnatura*	267	4,7	BM
Dinkel-Knusper-Taler, Vollmilch, Bio, *Alnatura*	566	38,7	FK
Dinkelmehl, Type 1050, Bio, *Alnatura*	344	1,8	BK
Dinkelmehl, Type 630, Bio, *Alnatura*	344	1,3	K
Dinkel-Muffins Schoko, BM, Bio, *Alnatura*	405	5,5	K
Dinkel-Schoko-Kekse, Bio, *Alnatura*	499	26,1	FK
Dinkel-Spaghetti, Bio, *Alnatura*	358	1,7	EK
Dinkel-Spaghetti, roh, Bio, *3 Pauly*	347	3,0	K
Dinkelstangen, Sesam, Bio, *Alnatura*	426	13,6	BK
Dinkeltaler Apfel-Zimt, Bio, *Sonnentor*, 1 Pkg., 60 g	225	0,6	K

Lebensmittel (verzehrbarer Anteil)	Kilokalorien kcal	Fett g	Nährwert
Dinkel-Vollkornbrot, *Lieken Urkorn*, 1 Scheibe	125	2,8	BK
Dinkelvollkornmehl, Bio, *Alnatura*	353	2,6	BK
Dinkelwaffel, ungesalzen, Bio, *Dennree*	337	3,0	K
Dinkelwaffeln mit Amaranth, Hildegard, Bio, *Sonnentor*	374	2,0	K
Dinkelwaffeln Zartbitter, Hildegard, Bio, *Sonnentor*	457	21,0	FK
Dinkel-Zwieback, Vollkorn, *3 Pauly*	414	12,0	BK
Dino Kids, Vollkorn, *3 Pauly*	462	20,0	FK
Dip Hot Cheese, *Chio*	144	8,6	F
Dip Hot Salsa, *Chio*	126	0,2	K
Domino, Eiscreme, *Langnese*, 1 St.	130	8,0	FK
Dominosteine, Dresdner Marzipan-, Bio, *Dr. Quendt*	401	13,8	FK
Donauwellen-Torte, TK, *Coppenrath & Wiese*, 1 St.	303	18,2	FK
Donut, 1 St.	389	23,0	FK
Doppelbockbier, dunkel, 0,3 l	207	0	K
Doppeldecker, Himbeerpudding & Vanillasoße/ Waldmeisterpudding & Vanillasoße, *Müller*, i.D.	91	1,3	K
Doppeldecker, Schokopudding & Vanillasoße, *Müller*	102	2,9	K

Lebensmittel (verzehrbarer Anteil)	Kilokalorien kcal	Fett g	Nährwert
Doppelkeks, glutenfrei, *Glutano*, 1 St.	68	2,9	FK
Doppelkorn, 38 %, 2 cl	42	0	
Doppelrahmfrischkäse, i.D.	339	31,5	F
Doppelwacholder, 38 %, 2 cl	42	0	
Doradenfilet, TK, *Costa*	96	1,9	E
Dörrobst, gemischt	246	0,9	BK
Dörrzwetschgen	222	0,6	BK
Dorsch	76	0,6	E
Dorsch, getr.	339	2,5	E
Dorsch in Senfsoße, TK, *Eismann*, 1 Port.	220	9,3	E
Dorschrogen, frisch	125	3,2	E
Dosenmilch, 4 % Fett	128	4,1	
Dosenmilch, 4 % Fett, 1 TL	6,4	0,2	
Dosenmilch, 7,5 % Fett	133	7,6	F
Dosenmilch, 7,5 % Fett, 1 TL	6,7	0,4	F
Dosenmilch, 10 % Fett	177	10,1	F
Dosenmilch, 10 % Fett, 1 Tassenpkg.	14	0,8	F
Dosenmilch, 10 % Fett, 1 TL	8,9	0,5	F
Dosenwürstchen, i.D.	306	28,3	EF
Dreikornbrot, glutenfrei, *Glutano*, 1 Scheibe	115	1,1	BK
Dresdner Stollen	346	13,0	FK
Drops, i.D.	388	0,3	K
Drops, s.a. Produktnamen			
Dubonnet, 5 cl	60	0	
Duettini, gefüllt mit Kakaocreme, Bio, *Allos*	508	25,0	FK
Duetto mit Zartbittercreme, Bio, *Allos*	507	26,0	FK

Lebensmittel (verzehrbarer Anteil)	Kilo-kalorien kcal	Fett g	Nährwert
Duplo, *Ferrero*, 1 St.	100	6,0	FK
Durian	141	1,8	MV
Ebereschenfrucht	85	2,0	V
Edamer, 17 % Fett absolut, *Du darfst*	270	17,0	F
Edamer, 30 % Fett i. Tr.	254	16,2	F
Edamer, 30 % Fett i. Tr., 20 g	51	3,2	F
Edamer, 45 % Fett i. Tr.	355	28,3	F
Edelbitterschokolade, 70 % Kakaomasse	520	40,0	FK
Edelbitterschokolade, 70 % Kakaomasse, 1 Kästchen	26	2,0	FK
Edelcreme, Joghurt leicht, *Adler*	190	12,0	EF
Edelcreme, mit Emmentaler, *Adler*	340	32,0	EF
Edelcreme, Sahne, *Adler*	340	32,0	EF
Edelhefe, *Dr. Ritter*, 1 EL	50	0,6	MV
Edel-Marzipan-Brot, *Zentis*	450	21,5	FK
Edelpilzkäse, 60 % Fett i. Tr.	355	29,8	F
Edelpilzsauce, FP, *Steinhaus*	157	14,0	F
Edelpilzsauce, Feinschmecker, *Knorr*	75	5,0	F
Edelzwicker, 0,25 l	150	0	
Egerlinge	22	0,3	BE
Eggnogg, 1 Glas	340	14,0	FK
Ei, 1 St., 55-60 g	81	5,9	EF
Eichblattsalat	18	0,3	V
Eierfrucht, 1 St., 250 g	43	0,5	BM
Eiergrog, 1 Glas	160	5,0	

Lebensmittel (verzehrbarer Anteil)	Kilo-kalorien kcal	Fett g	Nährwert
Eierlikör, 20 %, 2 cl	50	0	
Eiermuschelsuppe, *Maggi*, 1 Port.	39	0,4	K
Eiernudeln, 7 Hühnchen, *Birkel*	358	2,0	EK
Eierpflaume	49	0,2	V
Eiersalat mit Lauch und Zwiebeln, *Nadler*	323	24,0	F
Eiersalat mit Schnittlauch, *Homann*	236	19,5	F
Ei-Ersatz, glutenfrei, *3 Pauly*	566	40,0	FK
Eierschwammerl	15	0,5	BM
Eierschwammerl, Dose	15	0,7	B
Eierspätzle, *Bürger*	160	3,1	K
Eierspätzle, Bio, *Hilcona*	156	1,9	K
Eierspätzle, TK, *Eismann*	146	1,2	K
Eierteigwaren, i.D.	354	2,8	K
Eierteigwaren, s.a. Nudeln			
Eigelb, mittelgroß, 19 g	67	6,1	F
Eiklar, mittelgroß, 33 g	16	0	E
Einmachhilfe, *Dr. Oetker*	300	0	K
Eipulver, Trockenvollei, 1 EL	57	4,2	F
Eisbein, hinteres	186	12,2	EF
Eisbein, vorderes	178	11,0	EF
Eisbergsalat	13	0,3	V
Eiscreme, Frucht-, 1 Kugel, 75 g	60	0,1	K
Eiscreme, Milch-, 1 Kugel, 75 g	95	2,3	K
Eiscreme, Sahne-, 1 Kugel, 75 g	165	12,8	FK
Eiscreme, Vanille-, 1 Kugel, 75 g	165	12,8	FK

Lebensmittel (verzehrbarer Anteil)	Kilo-kalorien kcal	Fett g	Nährwert
Eiscreme Choc, *Eismann*	277	20,7	FK
Eiscreme Chocolat Chips, *Mövenpick*	208	8,4	FK
Eiscreme Crème Brûlée, *Mövenpick*	194	6,9	FK
Eiscreme Cremissimo Bourbon-Vanille, Leichter Genuss, *Langnese*	170	5,0	K
Eiscreme Cremissimo Eierlikör-Vanille, *Langnese*	210	9,0	FK
Eiscreme Cremissimo Schwarzwälder Kirsch, *Langnese*	210	9,0	FK
Eiscreme Cremissimo Stracciatella, *Langnese*	240	11,0	FK
Eiscreme Cremissimo Walnuss, *Langnese*	240	8,0	K
Eiscreme Erdbeer-Sahne, *Mövenpick*	185	5,9	K
Eiscreme Maple Walnuts, *Mövenpick*	242	12,5	FK
Eiscreme Schokolade, 1 Kugel, 75 g	143	7,2	FK
Eiscreme Schwarzwälder Kirsch, *Mövenpick*	195	5,6	K
Eiscremetüte Maple Walnuts, *Mövenpick*, 1 St.	289	16,0	FK
Eiscremetüte Schwarzwälder Kirsch, *Mövenpick*, 1 St.	255	11,0	FK
Eiskaffee, 0,2 l	458	44,0	FK
Eiskaffee Frappé, zubereitet mit fettarmer Milch, *Nestlé*, 0,2 l	150	3,2	K
Eismeer-Krabben	87	1,4	E
Eisschokolade, 0,2 l	630	38,0	FK
Eistee	30	0	K
Eistee, Zitrone, *Natreen*	2	0,1	
Eistüte, gewickelt, *Tekrum*, 1 St.	57	0,7	K
Eiswaffel Noch eine, *Bahlsen*	499	21,0	FK
Eis-Waffelherzen, *Tekrum*, 1 St.	13	0,2	K
Eiswaffeltüte, 1 St., i.D.	40	1,0	K
Eiswein, 0,25 l	245	0	
Eiweiß, mittelgroß, 33 g	16	0	E
Eiweiß-Konzentrat 85, Bio, *Dr. Ritter*	359	1,0	E
Eliche, Nudeln, *Buitoni*	350	1,9	K
Elisenlebkuchen	412	20,0	FK
Elisenlebkuchen, Schokolade	447	21,0	FK
Emmentaler, 45 % Fett i. Tr.	398	31,2	EF
Emmentaler, Allgäuland, 45 % Fett i. Tr., *Arla*	379	29,0	EF
Endiviensalat	14	0,2	MV
Ente	227	17,2	EF
Entenfleisch, *Du darfst*, 1 Port.	288	6,0	E
Entenpastete	306	23,0	F
Entrecôte	130	4,5	EF
Erbsen, Dose, abgetropft	48	0,4	B
Erbsen, grün	81	0,5	BV
Erbsen, Hülsenfrucht, roh	271	1,4	BV
Erbsen, junge, TK, Bio, *Frosta*	81	0,8	EV
Erbsen, sehr fein, *Bonduelle*	86	0,7	BV

Lebensmittel (verzehrbarer Anteil)	Kilokalorien kcal	Fett g	Nährwert
Erbsen mit Möhrchen, sehr fein, *Bonduelle*	47	0,6	BV
Erbseneintopf, Supperia, *Buss*	100	3,0	BK
Erbseneintopf Hubertus, *Erasco*, 1 Port.	388	12,0	BK
Erbsenglück, *Meica*	99	5,0	EF
Erbsentopf mit Speck, *Maggi*, 1 Dose	299	11,6	FK
Erbswurst gelb mit Speck, *Knorr*, 1 Port.	80	2,5	K
Erdäpfel	68	0,1	KV
Erdartischocke (Topinambur)	30	0,4	V
Erdbeer-Amaranth-Müsli, Bio, *Alnatura*	368	5,6	K
Erdbeerbowle, 0,25 l, i.D.	198	0	K
Erdbeere	32	0,4	V
Erdbeere, Dose	77	0,2	
Erdbeere, TK	33	0,4	V
Erdbeersaft, *Pago*	54	0,1	KV
Erdbeer-Sahne-Rolle, *Coppenrath & Wiese*	244	10,2	FK
Erdbeertomate	72	1,1	V
Erdnuss	564	48,1	FV
Erdnuss Flippies, *funny-frisch*, 1 Port., 30 g	149	7,2	FK
Erdnussbutter	630	50,0	EF
Erdnusscreme, 1 TL	63	5,0	EF
Erdnusscreme mit Stückchen, Bio, *Alnatura*	645	53,5	F
Erdnüsse, geröstet und gesalzen, *Lorenz*, 1 Port., 30 g	189	15,6	F
Erdnüsse, in der Schale, Bio, *Naturata*	558	48,1	EF
Erdnüsse, würzig-pikant, *Lorenz*, 1 Port., 30 g	179	14,1	F
Erdnüsse pikant gewürzt, ohne Fett geröstet, *Ültje*, 1 Port., 30 g	177	14,0	F
Erdnusslocken, Classic, *Lorenz*, 1 Port., 30 g	150	7,2	FK
Erdnusslocken, Classic leicht, *Lorenz*, 1 Port., 30 g	135	5,0	FK
Erdnussmus, *Granovita*, 1 TL	60	4,7	EF
Erdnussöl, 1 EL	90	10,0	F
Erdnussöl, *Vitaquell*	819	91,0	F
Erfrischungs-Sticks, *Griesson*, 1 St.	20	0,6	K
Escorial grün, 56 %, 2 cl	80	0	
Eselsmilch, 0,25 l	103	2,5	E
Eskariol	14	0,2	MV
Espresso	0	0	
Espresso mit Zucker, 1 Tasse	26	0	K
Espressobohnen, schokoliert, zartbitter, Bio, *Alnatura*	497	41,0	FK
Esrom Classic, *Arla*	323	25,0	EF
Esrom Leicht, *Arla*	250	15,0	EF
Essig, 1 EL	3	0	
Essig, 6 % Säure	18	0	
Esskastanien	196	1,9	B
Esskastanien, 8 St.	94	0,9	B
Estragon, gehackt, 1 EL	3	0,1	V
Eszet-Schnitten, Vollmilch, *Stollwerck*	529	29,8	FK
Euka Menthol, *Storck*, 1 St.	17	0,1	K

Lebensmittel (verzehrbarer Anteil)	Kilo-kalorien kcal	Fett g	Nährwert
Exportbier, hell, 0,5 l	235	0	
Express-Reis Chinesisch, *Uncle Ben's*, 1 Pkg.	406	6,8	K
Express-Reis Mediterran, *Uncle Ben's*, 1 Pkg.	428	8,2	K
Express-Reis Risi Bisi, *Uncle Ben's*, 1 Pkg.	375	5,3	K
Express-Reis Spitzen-Langkorn, *Uncle Ben's*, 1 Pkg.	352	2,2	K
Fadennudeln	359	3,0	K
Falafel, Bio, *Alnatura*	260	12,5	EF
Fanblock, *Kamps*, 1 St.	464	9,6	K
Fanta Orange, *Coca-Cola*, 0,25 l	98	0	K
Fantasia, Erdbeer, *Danone*, 1 Becher	137	6,6	FK
Fantasia Knusper, Schoko-Flakes, *Danone*, 1 Becher	161	8,7	FK
Farfalle, *Buitoni*	350	1,9	K
Farinzucker	386	0	K
Farmers-Gemüse, TK, *Iglo*	40	0,7	MV
Fasan, mit Haut	154	6,6	EF
Favorel, 45 % Fett i. Tr.	330	27,0	EF
Federkohl	37	0,9	BV
Feige, frisch	61	0,5	MV
Feige, frisch, 1 St., 60 g	37	0,3	MV
Feige, getr.	247	1,3	BK
Feige, getr., 1 St., 15 g	37	0,2	BK
Feige, kandiert	296	0,2	K
Felchen	100	3,2	E
Feldsalat	14	0,4	MV
Fenchel	19	0,3	MV
Fendant, 0,25 l	167	0	
Ferrero Küsschen, 1 St., i.D.	56	4,3	FK
Festtagssuppe, *Buss*	49	3,0	F
Feta, Bio, *Alnatura*	239	18,8	EF
Fettuccine Fisch & Shrimps, TK, *Frosta*	117	2,9	EK
Feuertopf, *Erasco*, 1 Port.	296	8,0	E
Feuerzangenbowle, 0,2 l	334	0	K
Filegro in Kräutersauce, TK, *Iglo*, 1 Port.	145	7,3	EF
Filegro Müllerin Art, TK, *Iglo*, 1 Port.	207	9,5	EF
Fineo, Genießer-Braten Italiano, *Zimbo*	102	2,0	E
Fineo, Salami italiano, *Zimbo*	309	25,0	EF
Finocchio	19	0,3	MV
Fischfilet Limanda Aspera, TK, *Eismann*, 1 Port.	209	9,2	EF
Fischfrikadelle, paniert, TK	129	3,6	F
Fischstäbchen, TK, *Eismann*, 1 Port.	289	12,8	EF
Fischstäbchen, TK, *Iglo*, 1 St.	58	2,4	EF
Fisolen	33	0,2	MV
Fit & aktiv Drink, pur, *Bauer*	77	1,8	EK
Fit Apfel-Zitrone, *Gerolsteiner*	20	+	KV
Fitness, *Nestlé*, 1 Port. (30 g + 125 ml fettarme Milch)	171	2,5	K
Fitness Chocolate, *Nestlé*, 1 Port. (30 g + 125 ml fettarme Milch)	179	3,9	K
Fitness Fruits, *Nestlé*, 1 Port. (40 g + 125 ml fettarme Milch)	206	3,0	K

Lebensmittel (verzehrbarer Anteil)	Kilokalorien kcal	Fett g	Nährwert
Fix & frisch für Bolognese Gratin, *Maggi*, 1 Port.	561	29,8	FK
Fix & frisch für Brokkoligratin, *Maggi*, 1 Port.	257	15,2	FK
Fix & frisch für Chili con Carne, *Maggi*, 1 Port.	427	24,2	FK
Fix & frisch für Chinapfanne Chop Suey, *Maggi*, 1 Port.	293	8,4	K
Fix & frisch für Gulasch, *Maggi*, 1 Port.	239	12,0	FK
Fix & frisch für Gyros, *Maggi*, 1 Port.	367	19,0	EF
Fix & frisch für Hackbraten, *Maggi*, 1 Port.	409	27,5	FK
Fix & frisch für Käsespätzle, *Maggi*, 1 Port.	485	15,0	K
Fix & frisch für Lasagne, *Maggi*, 1 Port.	826	51,9	FK
Fix & frisch für Nudel-Schinken-Gratin, *Maggi*, 1 Port.	586	26,7	FK
Fix & frisch für Ofen-Nudeln alla chef, *Maggi*, 1 Port.	292	19,8	FK
Fix & frisch für Ofen-Tortelloni alla panna, *Maggi*, 1 Port.	503	24,0	FK
Fix & frisch für Rouladen, *Maggi*, 1 Port.	322	11,0	EF
Fix & frisch für Schweinebraten, *Maggi*, 1 Port.	164	2,7	E
Fix & frisch für Seelachs in Kräutersahne, *Maggi*, 1 Port.	546	37,0	EF
Fix & frisch für Spaghetti Napoli, *Maggi*, 1 Port.	378	5,7	K
Fix & frisch für ungarisches Gulasch, *Maggi*, 1 Port.	265	15,0	EF
Fix für Geschnetzeltes Toskana, *Knorr*, 1 Port.	290	17,0	FK
Fix für Sauerbraten, *Knorr*, 1 Port.	200	9,0	FK
Fix für Schweinebraten, *Knorr*, 1 Port.	260	14,0	FK
Fix für Spaghetti Bolognese, *Knorr*, 1 Port.	500	15,0	K
Fix für Würstchengulasch, *Knorr*, 1 Port.	330	26,0	FK
Fix für Zucchinipfanne Toscana, *Knorr*, 1 Port.	110	5,0	FK
Fladenbrot	263	2,0	K
Fladenbrot, Vollkorn	367	3,0	BK
Flädle, Suppeneinlage, *Bürger*	410	26,3	FK
Flädlesuppe, schwäbische, *Knorr*, 1 Port.	65	1,5	K
Flammkuchen, nach Bauernart, TK, *Wagner*, 1 St.	763	41,3	FK
Flammkuchen, Original, TK, *Wagner*, 1 St.	738	42,3	FK
Flanzenfleisch Mini-Frikadellen, vegetarisch, Bio, *Granovita*	265	14,1	EF
Flanzenfleisch Schnitzel, vegetarisch, Bio, *Granovita*	306	16,3	EF
Fleckhering	217	16,0	F
Fleisch, s. einzelne Tierarten			
Fleischbrühe, gekörnt, *Maggi*, 1/4 l	8	0,5	

E F

Lebensmittel (verzehrbarer Anteil)	Kilo-kalorien kcal	Fett g	Nährwert
Fleischextrakt, 1 TL	15	1,0	EF
Fleischkäse	297	27,5	F
Fleischklößchen in Tomatensoße, *Erasco*, 1 Port.	250	16,6	FK
Fleischklößchensuppe, *Maggi*, 1 Port.	43	0,6	K
Fleischpastete, i.D.	250	15,0	F
Fleischrotwurst, *Rasting*	242	18,8	F
Fleischsalat, *Weight Watchers*	145	9,8	EF
Fleischsalat, leichter, *Homann*	250	23,2	F
Fleischsalat, vegetarisch, *Vitaquell*	266	26,0	F
Fleischsalat mit Gurke, *Du darfst*	215	18,0	F
Fleischsalat mit Joghurt, *Nadler*	255	24,3	F
Fleischsalat mit Kräutern, *Nadler*	269	26,0	F
Fleischsuppe, Instant, 1 Port.	15	1,0	
Fleischsuppe, klar, *Maggi*, 1/4 l	13	0,9	
Fleischtaschen, gerollt, *Bürger*	205	9,2	FK
Fleisch-Tortelloni, *Steinhaus*	225	6,5	E
Fleischwurst	296	28,5	F
Fleischwurst, fränkische, *Du darfst*	228	19,0	EF
Fleischwurst, über Buchenholz geräuchert, *Herta*	296	27,2	F
Fleischwurst mit Knoblauch, *Herta*	320	30,0	F
Fliederbeeren	54	1,7	V
Fliederbeersaft	38	0,4	
Flohsamen, Hildegard, Bio, *Sonnentor*	224	3,2	BE
Flohsamen, Hildegard, Bio, *Sonnentor*, 1 EL, 5 g	11	0,2	BE
Florentiner, Zartbitter, *Tekrum*, 1 St.	33	2,1	FK
Flunder	72	0,7	E
Flunder, geräuchert	110	1,9	E
Flussbarsch	81	0,8	E
Flusskrebs	65	0,5	E
Flusskrebs, 1 St.	29	0,2	E
Foie gras, Gänseleber	131	4,0	E
Fondor, Streuwürze, *Maggi*, 1/2 TL	5	0,1	
Forelle	103	2,7	E
Forelle, geräuchert	120	4,0	E
Framboise, 2 cl	65	0	
Frankfurter Kranz, 1 St.	446	23,5	FK
Frankfurter Würstchen, i.D.	272	24,4	F
Freiburger Vacherin	372	28,0	EF
French Dressing, frisch, *Weight Watchers*	52	0,3	K
Friesenkrabben, Dose	92	2,5	E
Frikadelle, Mini-, *Weight Watchers*, 1 St.	23	1,1	EF
Fripps, *Dr. Quendt*	408	8,6	K
Frischgemüse-Topf, *Erasco*, 1 Port.	148	4,0	MV
Frischkäse, körniger	81	2,9	EF
Frischkäse fitline, natur, 0,2 % Fett, *Exquisa*	63	0,2	E
Frischkäse Joghurt, natur, *Exquisa*	160	13,0	EF
Frischkäsescheiben, natur, *Exquisa*	351	34,0	EF

Lebensmittel (verzehrbarer Anteil)	Kilokalorien kcal	Fett g	Nährwert
Friséesalat	17	0,2	V
Frites 1-2-3 Original, TK, *McCain*	153	5,0	K
Froop, Frucht auf Joghurt, *Müller*, 1 Becher, i.D.	158	3,3	K
Froot Loops, *Kellogg's*, 1 Port. (30 g + 125 ml fettarme Milch)	176	3,5	K
Frosties, *Kellogg's*, 1 Port. (30 g + 125 ml fettarme Milch)	172	2,5	K
Frucht pur, Fruchtaufstrich, Aprikose, Bio, *Allos*	139	0,1	K
Frucht pur, Fruchtaufstrich, Erdbeere, Bio, *Allos*	137	0,2	K
Fruchtaufstrich, Pflaumenmus, *Natreen*	92	0,3	K
Fruchtaufstrich, Samt, *Schwartau*, i.D.	203	0,1	K
Fruchtaufstrich, Waldfrucht, *Natreen*	128	0,3	K
Fruchtaufstrich 75 % Frucht, *Zentis*, i.D.	175	0,3	K
Fruchtaufstrich Balance, *Zentis*, i.D.	123	0,1	K
Fruchtbonbon, 5 g	19	0	K
Fruchtbuttermilch, *Müller*, 500 g, i.D.	315	2,5	EK
Fruchtbuttermilch, *Weihenstephan*, 500 g, i.D.	323	2,0	EK
Fruchtcocktail, *Natreen*	33	0,1	K
Fruchtcocktail, Libbys Obstkonserven, *Nestlé*	69	0,1	K
Frucht-Crunchies, Apfel-Joghurt, Bio, *Fruchtbar*, 1 Pkg.	28	0,2	K

Lebensmittel (verzehrbarer Anteil)	Kilokalorien kcal	Fett g	Nährwert
Früchtebrot	289	8,6	BK
Früchtemüsli, glutenfrei, *Glutano*	389	8,4	BK
Früchtetraum, *Ehrmann*, i.D.	118	4,0	FK
Früchtetraum Erdbeer-Mousse, *Ehrmann*	113	2,0	EK
Fruchtgelee, Apfel, Bio, *Zwergenwiese*	242	0,3	K
Fruchtgelee, Holunderbeere, Bio, *Zwergenwiese*	234	0,3	K
Fruchtjoghurt, *Weihenstephan*, 1 Becher, i.D.	205	5,8	E
Fruchtjoghurt FitVital, *Ehrmann*, i.D.	73	1,9	E
Fruchtjoghurt FitVital, mit Vollkorn, *Ehrmann*, i.D.	70	1,8	EK
Frucht-Kefir, 1,5 % Fett	86	1,0	E
Frucht-Kefir, vollfett	99	3,0	E
Fruchtkonfitüre, 1 TL, i.D.	27	+	K
Fruchtmus Pocket, Apfel-Ananas-Maracuja, *Odenwald*, 1 Beutel	81	0,4	K
Fruchtmus Pocket, Apfel-Birne, *Odenwald*, 1 Beutel	75	0,5	K
Fruchtnektar, 0,2 l, i.D.	134	0	K
Fruchtprickler Apfel-Cassis, *Granini*	26	0,2	K
Fruchtprickler Exotic, *Granini*	27	0,2	K
Fruchtpüree, Joghurt-Mango, Bio, *FruchtBar*, 1 Beutel	65	1,3	K

F

Lebensmittel (verzehrbarer Anteil)	Kilokalorien kcal	Fett g	Nährwert
Fruchtpüree, Müsli, Bio, *FruchtBar*, 1 Beutel	65	0,9	K
Fruchtquark, *Weihenstephan*, i.D.	139	6,2	EF
Frucht-Reiscrispies, Erdbeer-Apfel, Bio, *Fruchtbar*, 1 Pkg.	90	0,3	K
Frucht-Reiscrispies, Mango-Karotte, Bio, *Fruchtbar*, 1 Pkg.	89	0,2	K
Fruchtriegel Früchteallerlei, Bio, *Alnatura*, 1 St.	91	1,8	K
Fruchtriegel Traube-Himbeere, Bio, *Alnatura*, 1 St.	92	2,2	K
Fruchtsaft, 0,2 l, i.D.	106	0,6	V
Fruchtsaft, gesüßt, 0,2 l, i.D.	101	0	K
Fruchtsaft, mit Süßstoff, 0,2 l, i.D.	44	0,2	
Fruchtsaft, s. a. einzelne Sorten			
Fruchtsaftlikör, 30 %, 2 cl, i.D.	33	*	K
Fruchtsalat mit Joghurt-Creme	104	3,0	KV
Fruchtsauce Amarenakirsche, Bio, *Allos*	161	0,3	K
Fruchtschnitte, Beeren-, Bio, *Alnatura*, 1 St.	284	6,9	K
Fruchtschnitte, Dattel-Orange, *Granovita*, 1 St.	113	2,9	K
Fruchtschnitte, Mango, Bio, *Allos*, 1 St.	162	7,4	FK
Fruchtschnitte, Multi-, Bio, *Alnatura*, 1 St.	304	12,0	FK

Lebensmittel (verzehrbarer Anteil)	Kilokalorien kcal	Fett g	Nährwert
Fruchtschnitte, Orange, *Schneekoppe*, 1 St., 75 g	257	2,4	K
Fruchtschnitte, Heidelbeer-Vanille, *Schneekoppe*, 1 St., 75 g	258	2,0	K
Fruchtsirup, 1 EL, i.D.	43	0	K
Fruchtsoße Himbeer-Cranberry, Bio, *Alnatura*	154	0,2	K
Fruchtsoße Mango, Bio, *Alnatura*	103	0,3	K
Fruchtwein, 0,2 l	148	*	
Fruchtzucker, 1 EL	60	0	K
Fruchtzucker, 1 TL	30	0	K
Fruchtzucker, *Schneekoppe*	400	0	K
Fruchtzuckerbonbon, 1 St.	19	0	K
Fruchtzucker-schokolade, i.D.	553	36,1	FK
Fruchtzwerge, *Danone*, 1 Becher, 50 g	52	1,5	K
Fruchtzwerge, weniger süß, *Danone*, 1 Becher, 50 g	48	1,5	K
Fruchtzwerge Maxi, *Danone*, 1 Becher, 100 g	105	2,9	FK
Fructiv, *Müller*, i.D.	31	+	K
Frühlingsquark, *Milram*	143	10,0	EF
Frühlingsquark, leicht, *Milram*	80	2,4	E
Frühlingssuppe China, süß-sauer, *Buss*	41	1,0	
Frühlingstopf, Minuto, *Birkel*, 1 Port.	182	1,3	K
Frühlingszwiebel	23	0,5	V

Lebensmittel (verzehrbarer Anteil)	Kilo-kalorien kcal	Fett g	Nährwert
Frühstücksbrei mit Amaranth, Basis, Bio, *Allos*	393	10,2	BK
Frühstücksbrei mit Amaranth, Chai-Gewürze, Bio, *Allos*	380	7,0	BK
Frühstücksfleisch, i.D.	294	25,4	F
Frühstückskonfitüre, *Zentis*, i.D.	225	0,2	K
Frühstücksspeck, gekocht	611	58,0	F
Frühstücksspeck, kross gebraten, ohne Fett	330	24,0	F
Frühstücksspeck, roh	697	77,0	F
Frühstückszwieback, 5 Cerealien Schoko, *Brandt*, 1 St.	90	3,6	FK
Frühstückszwieback, 5 Cerealien Schoko, *Brandt*	464	19,0	FK
Fruit2day, *Schwartau*, 100 ml, i.D.	5,3	0,1	K
Fruity Fruchtschnitte, *Schwartau*, 1 St., i.D.	74	1,2	K
Frutivia, Fruchtaufstrich mit Stevia, *Schwartau*, i.D.	159	0,3	K
Fünf-Minuten-Terrine, Hühner-Nudeltopf, *Maggi*, 1 Port.	162	2,9	K
Fünf-Minuten-Terrine, Kartoffelbrei mit Röstzwiebeln und Croûtons, *Maggi*, 1 Port.	264	12,0	FK
Fünf-Minuten-Terrine, Nudeln in Rahmsoße, *Maggi*, 1 Port.	270	11,0	FK

Lebensmittel (verzehrbarer Anteil)	Kilo-kalorien kcal	Fett g	Nährwert
Gala-Pudding, Bourbon-Vanille, *Dr. Oetker*, 1 Port.,	131	2,0	K
Gala-Pudding, Schokolade, *Dr. Oetker*, Port.	150	2,7	K
Galetta, 1-Minuten-Cremepudding, Schokolade, *Dr. Oetker*, 1 Port.	152	2,7	K
Galetta, 1-Minuten-Cremepudding, Vanille-Geschmack, *Dr. Oetker*, 1 Port.	138	2,3	K
Gans	342	31,0	F
Gänsebrust, geräuchert	190	10,0	F
Gänseleber, frisch	131	4,0	E
Gänseleber, Stopf-	500	18,0	F
Gänseleberpastete	247	18,0	EF
Gänseschmalz	896	99,5	F
Gänseschmalz, 1 EL	90	10,0	F
Garnele	87	1,4	E
Garnele, geschält, 1 St., 39 g	34	0,5	E
Garnelen, Provence, TK, *Iglo*	136	9,5	EF
Garnelen, Tiefsee-, TK, *Eismann*	70	1,0	E
Garnelen in Knusperpanade, TK, *Costa*, 1 Port.	230	4,8	EK
Gartenkräuterdressing, 1 EL	3	+	
Gartenkresse	33	0,7	MV
Gartenkresse, 1 Kästchen, 25 g	8,3	0,2	MV
Gartenmelde	20	0,3	V
Gebäck, s. einzelne Sorten			

F G

Lebensmittel (verzehrbarer Anteil)	Kilokalorien kcal	Fett g	Nährwert
Gebackene Bohnen, *Erasco*, 1 Port.	280	3,2	EK
Gebirgsenzian, 38 %, 2 cl	55	1,0	
Geflügelbierschinken, *Wiesenhof*	172	12,0	EF
Geflügel-Consommé, *Lacroix*	14	0,5	
Geflügelfrikadelle, *Du darfst*	236	16,0	EF
Geflügel-Hacksteaks, *Weight Watchers*, 1 St.	107	4,1	EF
Geflügelleber-Pâté	247	18,0	EF
Geflügelleberwurst, fein, *Gutfried*	246	20,0	EF
Geflügelleberwurst, pikant, *Du darfst*	256	21,0	F
Geflügelmortadella, *Wiesenhof*	236	20,0	F
Geflügel-Salami Classico, *Wiesenhof*	267	19,0	EF
Geflügelsalat, *Weight Watchers*	139	7,1	EF
Geflügelsalat, fruchtiger, *Du darfst*	146	7,8	EF
Geflügelsalat Hawaii, *Homann*	202	13,6	EF
Geflügelsalat mit Ananas und Mandarinen, *Nadler*	210	17,0	F
Geflügelwiener, *Wiesenhof*, 1 St.	124	11,0	EF
Geflügelwiener, *Gutfried*, 1 St.	107	9,2	EF
Geflügelwurst, mager, 30 g, i.D.	32	1,4	EF
Geflügelwürstchen, mit 5 % Speck vom Schwein, *Böklunder*, 1 St.	105	8,5	EF
Geheimratskäse, 45 % Fett i. Tr.	326	25,4	EF
Geiß	149	7,9	EF
Gekochte Klöße, 1 St., i.D.	88	0,5	K
Gelatine, Blatt-, *Dr. Oetker*, 10 g	35	0	E
Gelatine, gemahlen, *Dr. Oetker*	332	0	E
Gelbe Rüben	25	0,2	V
Gelbwurst, 30 g, i.D.	84	8,1	F
Gelbwurst, Puten-, *Höhenrainer*	225	19,0	F
Gelee nach Hausfrauenart, *Schwartau*, i.D.	238	0,2	K
Gelfix Classic 1 : 1, FP, *Dr. Oetker*	246	0,2	K
Gelfix Extra 2 : 1, FP, *Dr. Oetker*	173	0,3	K
Gelfix Super 3 : 1, FP, *Dr. Oetker*	146	0,3	K
Gelier-Fruchtzucker 3 : 1, FP, *Dr. Oetker*	141	0,3	K
Gelier-Fruchtzucker 3 : 1, *Schneekoppe*	385	0	K
Gelierzucker Extra 2 : 1, FP, *Dr. Oetker*	169	0,3	K
Gelierzucker mit Süßungsmittel aus Stevia , FP, *Dr. Oetker*	145	0,3	K
Gemüsebouillon, *Knorr*, 1/8 l	5	0,2	
Gemüse-Bratlinge, Bio, *Verival*, 1 St.	123	3,5	B
Gemüsebrühe, klar, *Maggi*, 1/4 l	8	0,3	
Gemüsebrühe, Würfel, zubereitet, Bio, *Cenovis*, 1/8 l	8	0,6	

Lebensmittel (verzehrbarer Anteil)	Kilokalorien kcal	Fett g	Nährwert
Gemüse-Burger, Bio, *Alnatura*	359	6,6	BK
Gemüse-Burger, Bio, *Provamel*, 1 St.	161	8,6	EF
Gemüse-Frikadelle, *Du darfst*	178	9,0	EF
Gemüse-Hefebrühe, zubereitet, *Vitam*	5	0,2	
Gemüsekonserve (außer Erbsen), i.D.	17	0,2	MV
Gemüse-Lasagne, *Weight Watchers*, 1 Port.	250	5,6	EK
Gemüsemaultaschen, *Bürger*	174	2,0	K
Gemüsemix, deutsche Küche, TK, *Frosta*	43	0,6	MV
Gemüsemix, italienische Küche, TK, *Frosta*	29	0,3	MV
Gemüse-Mix in Aspik, *Rasting*	57	1,0	
Gemüse-Nudel-Suppe, Bio, *Alnatura*	295	2,1	K
Gemüsepfanne Asia Curry, *Frosta*	58	2,3	FV
Gemüsepfanne Provence, TK, *Frosta*	49	1,3	MV
Gemüsepfanne Thai, TK, *Frosta*	39	0,9	MV
Gemüsepfanne Toskana, TK, *Frosta*	41	1,9	MV
Gemüse-Putentopf, *Erasco*, 1 Port.	204	7,6	FK
Gemüseravioli, Bio, *Alnatura*, 1 Dose	340	2,8	K
Gemüseravioli, *Maggi*, 1 Port.	336	5,6	K
Gemüse-Reispfanne, TK, *Eismann*, 1 Port.	216	1,3	K
Gemüsesalat, *Vitaquell*	185	17,0	F

Lebensmittel (verzehrbarer Anteil)	Kilokalorien kcal	Fett g	Nährwert
Gemüsestäbchen, TK, *Iglo*, 1 St.	53	2,4	FK
Gemüse-Sticks mit Putenfleisch, Delikatess-, *Weight Watchers*, 1 St.	44	1,4	K
Gemüsesuppe, asiatisch, *Weight Watchers*, 1 Port.	102	2,0	
Gemüsetopf, Bunter, *Erasco*, 1 Port.	140	2,4	V
Gemüse-Tortellini, Bio, *Alnatura*	290	4,3	BK
Genever, 2 cl	65	0	
Géramont Cremig-leicht, 39 % Fett i. Tr., *Bongrain*	232	16,0	EF
Géramont Feine Scheiben, leicht, 44 % Fett i.Tr., *Bongrain*	268	20,0	EF
Géramont Feine Scheiben, natur, 60 % Fett i.Tr., *Bongrain*	371	33,0	EF
Géramont Frisch-Genuss, 75 % Fett i. Tr., *Bongrain*	371	36,5	EF
Géramont Le Snack, 60 % Fett i. Tr., *Bongrain*	347	31,0	F
Géramont mit Joghurt, 45 % Fett i. Tr., *Bongrain*	268	20,0	EF
Germ, Bäcker-, 1 Würfel	33	0,5	V
Germknödel mit Mohnzuckermischung, FP, *Iglo*, 1 St.	615	24,0	FK
Germknödel Powidl, FP, *Henglein*	228	2,3	K

Lebensmittel (verzehrbarer Anteil)	Kilokalorien kcal	Fett g	Nährwert
Gerolsteiner Moment, Grüntee & Traube	18	+	
Gerolsteiner Moment, Rooibostee & Pfirsich	17	+	
Gerste, entspelzt, ganzes Korn	314	2,1	BK
Gerstengrütze	310	1,5	BK
Gerstengrütze, 1 EL	62	0,3	BK
Gerstenmehl, Vollkorn	348	1,9	BK
Geschnetzeltes Zürcher Art, Menüschale, *Erasco*, 1 Port.	492	20,7	EF
Geschnetzeltes Zürcher Art, TK, *Apetito*, 1 Port.	431	14,0	EF
Geselchtes	315	28,0	F
Gewürzgurken, KNAX, Bio, *Hengstenberg*	26	0,2	K
Gewürzgurken, *Kühne*	23	0,1	
Gewürzketchup Curry, *Kraft*	119	0,7	K
Gewürzketchup Schaschlik, *Kraft*	101	0,4	K
Gewürzketchup Tomate, *Kraft*	85	0,4	K
Gewürzmischung, 1 TL	3	+	
Gin, 45 %, 2 cl	48	0	
Gin Fizz (5 cl Gin), 0,2 l	179	+	
Ginger Ale, *Schweppes*	37	0	K
Gin-Tonic (2 cl Gin), 0,2 l	140	0	
Giotto, *Ferrero*, 1 St.	27	2,0	FK
Gipfel (Hefeteig), 1 St.	140	10,0	FK
Glühwein, 0,2 l, i.D.	172	0	
Glutamat, 1 TL	10	0	E
Glutenfreie Brotmischung, dunkel, BM, *Schneekoppe*	213	5,5	BK
Glutenfreie Pasta, *Glutano*, i.D.	370	3,3	K

Lebensmittel (verzehrbarer Anteil)	Kilokalorien kcal	Fett g	Nährwert
Glutenfreie Penne Rigate, *Schneekoppe*	352	0,8	EK
Glutenfreier Knusper-Snack Vollmilch, *Schneekoppe*	489	24,0	FK
Glutenfreier Sandkuchen, hell, BM, *Schneekoppe*	410	30,0	FK
Glutenfreies Beerenmüsli, *Schneekoppe*	374	1,5	BK
Glutenfreies Müsli, #107, *Seitenbacher*	419	19,0	FK
Gnocchi Basilikum, *Hilcona*	147	0,8	K
Gnocchi, *Hilcona*	179	2,1	K
Gnocchi, *Steinhaus*	162	0,3	K
Gojibeeren, Bio, *Dennree*	343	3,5	K
Gojisaft, *Rabenhorst*	58	0,2	V
Goldbären, *Haribo*, i.D.	343	0,1	K
Goldbarsch	105	3,6	E
Golden Longs, TK, *McCain*	186	8,0	FK
Goldfischli, Orginal, *funny-frisch*, 1 Port., 30 g	107	3,8	K
Goldknusperfilets Goldback, TK, *Iglo*, 1 St.	190	7,6	FK
Goldmais, *Bonduelle*	80	1,9	KV
Goldmais, bunter Mix, *Bonduelle*	64	1,4	K
Goldmais, Texas-Mix, *Bonduelle*	88	1,9	K
Gorgonzola	360	31,2	F
Gorgonzola Cremoso, *Galbani*	327	27,7	EF
Götterspeise, *Dr. Oetker*, 1 Becher, i.D.	96	0	K

Lebensmittel (verzehrbarer Anteil)	Kilokalorien kcal	Fett g	Nährwert
Göttinger Wurst, i.D.	297	25,5	F
Gouda, 16 % Fett absolut, *Du darfst*	260	16,0	EF
Gouda, 40 % Fett i. Tr.	300	22,3	EF
Gouda, 45 % Fett i. Tr., *Milram*	347	27,0	EF
Gouda Sandwichscheiben, *Hochland*	348	28,0	EF
Goulasch, s. Gulasch			
Gourmet-Aufschnitt Trio, Kaiserjagdwurst, Gemüse-Mortadella, Schinkenwurst, *Du darfst*	179	14,0	EF
Gourmetleberwurst, Pute, *Höhenrainer*	369	35,0	F
Grahambrot	199	1,0	B
Grahambrot, 1 Scheibe, 40 g	80	0,4	B
Gran Ragù Verdure, *Bernbacher*	113	7,7	F
Grana Padano, *Galbani*	384	29,0	EF
Granadilla	63	0,4	V
Granatapfel	74	0,6	V
Grand Dessert, Café au lait, *Ehrmann*	118	4,8	FK
Grand Dessert, Grieß, *Ehrmann*	132	6,0	FK
Grand Dessert, Schoko, *Ehrmann*	123	4,9	FK
Grand Dessert, Vanille, *Ehrmann*	117	4,7	FK
Grand Marnier, 2 cl	64	0	
Granola, *De Beukelaer*, 1 St.	65	3,1	FK
Grapefruit	38	0,2	V
Grapefruit, 1 St., 250 g	95	0,5	V
Grapefruitnektar, Pink, Trinkgenuss, *Granini*	41	0,2	V
Grapefruitsaft, gesüßt, 0,2 l	116	0,2	K
Grapefruitsaft, ungesüßt, 0,2 l	94	0,2	V
Gratinkäse Finello, *Arla*	313	22,8	EF
Graubrot	210	1,0	B
Graubrot, 1 Scheibe, 40 g	84	0,4	B
Graupen, Gersten-	338	1,4	EK
Graupen, Gersten-, 1 EL	68	0,3	EK
Graupennudeln, *Birkel*	361	2,5	EK
Graupentopf, *Erasco*, 1 Port.	148	1,6	K
Graupentopf, Westfälischer, *Buss*	46	1,4	K
Greyerzer, 45 % Fett i. Tr.	399	32,1	F
Greyerzer, 45 % Fett i. Tr., 20 g	80	6,4	F
Grieben	182	10,0	F
Griebenschmalz	920	99,0	F
Grieß	328	1,0	BK
Grieß, 1 EL	49	0,2	BK
Grießauflauf	108	5,0	FK
Grießbrei, mit Milch, 1 Port.	310	11,0	FK
Grießbrei Klassische Art, FP, *Mondamin*, 1 Port.	190	3,0	K
Grießbrei nach klass. Art, *Dr. Oetker*, 1 Port.	287	4,4	K
Grießpudding, *Ehrmann*	141	7,0	FK
Grießpudding, mit Zimt, *Landliebe*	138	6,0	FK
Grießpudding, Vollkorn, *Landliebe*	133	5,9	FK

Lebensmittel (verzehrbarer Anteil)	Kilokalorien kcal	Fett g	Nährwert
Grießpudding mit Frucht, *Landliebe*, i.D.	131	4,8	FK
Grießpudding mit Kirschsoße, *Müller*	118	2,3	K
Grießschnitte	174	6,0	FK
Griess-Töpfli, Classic, *Emmi*, 1 Becher	245	10,5	FK
Grießtraum, *Ehrmann*, i.D.	121	3,1	K
Grill-Bratwurst, *Hareico*	281	25,0	EF
Grillhaxe, TK, *Eismann*, 1 Port.	327	17,2	EF
Grillriesen, *Herta*, 1 St.	387	34,6	F
Grog, (4 cl Rum, 2 St. Zucker)	133	0	K
Grüne Bohnen, sehr fein, *Bonduelle*	26	0,2	BV
Grüne Bohnen mit Speck, TK, *Iglo*	65	4,3	BF
Grüne Nudeln, gekocht	109	0,4	K
Grüne Nudeln, roh	362	1,2	K
Grüne-Bohnentopf, *Sonnen Bassermann*	40	1,7	
Grünkern	324	2,7	BK
Grünkern-Gemüse-Bratling	144	6,0	BF
Grünkohl	37	0,9	BV
Grünkohl, nach Holsteiner Art, *Kühne*	42	1,6	BV
Grünkohl, TK, *Iglo*	30	1,1	BV
Grützwurst, i.D.	210	11,0	F
Gruyère	399	32,1	F
Gruyère, 20 g	80	6,4	F
Guave	34	0,5	V
Guave, 1 St., 150 g	51	0,8	V
Guave, Dose, mit Sirup	65	0,3	K
Gugelhupf, BM, *Dr. Oetker*, 1 St.	161	8,4	FK
Guinness, GB, 1/2 Pint	94	0	
Guinness, Übersee, 0,33 l	216	0	
Gulasch, Rind, Dose	125	6,0	EF
Gulasch, Rind, TK	155	9,0	EF
Gulasch, ungarisch, *Weight Watchers*, 1 Port.	360	7,2	E
Gulasch, vegetabiles, Bio, *Tartex*, 1 Dose	504	26,8	EF
Gulaschsoße, Delikatess, *Maggi*, 1 Port., 100 ml	46	2,0	F
Gulaschsuppe, ungarische	40	2,8	F
Gulaschsuppe, ungarische, *Erasco*, 1 Port.	208	7,6	EF
Gulaschtopf, feuriger, Minuto, *Birkel*, 1 Port.	209	1,9	K
Gummibären, *Haribo*	343	0,1	K
Gurke	12	0,2	V
Gurken, Honig-, *Kühne*	70	0,3	K
Gurkenhappen, Schlesische, feinwürzig, *Kühne*	48	0,2	
Gurkenviertel STICKSI, *Hengstenberg*, i.D.	40	0,2	K
Gustin, Feine Speisestärke, *Dr. Oetker*, 1 TL	17	0	K
Gustin, Feine Speisestärke, *Dr. Oetker*	346	0,1	K
Gutsel, i.D.	388	0,3	K
Gutsherrensalat, vegetarisch, *Vitaquell*	270	26,0	F
Gutsherrentopf, *Buss*	97	4,5	EF
Gutswurst, Pute, *Höhenrainer*	156	10,0	EF
Gyros Genial, Hähnchengyros auf Gemüsereis, *Apetito*, 1 Port.	394	11,2	EK

Lebensmittel (verzehrbarer Anteil)	Kilokalorien kcal	Fett g	Nährwert
Hackbällchen	251	16,0	EF
Hackbällchen, *Herta*, 1 St.	308	23,0	F
Hackbällchen Schwedische Art Köttbullar, *Erasco*, 1 Port.	296	22,4	EF
Hackepeter	320	30,0	F
Hackfleisch, gemischt	260	20,0	EF
Hackfleisch, Rind	216	14,0	EF
Hacksteaks, Menüschale, *Erasco*, 1 Port.	408	20,6	EF
Hack-Wirsing-Pfanne, TK, *Apetito*, 1 Port.	340	18,0	VF
Hafer-Crunchy, Bio, *Alnatura*	465	19,5	FK
Hafer-Dinkel-Keks, Bio, *Alnatura*	450	17,8	FK
Hafer-Drink Classic, *Kölln*	46	1,2	
Hafer-Drink Schoko, *Kölln*	52	0,6	
Haferfleks, Knusper-Klassik, Vollkorn, *Kölln*	392	5,4	BK
Haferfleks, Knusper-Honig, Vollkorn, *Kölln*	392	4,6	BK
Haferfleks, Knusper-Schoko, Vollkorn, *Kölln*	394	5,3	K
Haferflocken, Kleinblatt, Bio, *Spielberger*	351	7,0	BK
Haferflocken, Instant, *Kölln*	365	6,7	BK
Haferflocken, Kernige, *Kölln*	359	6,4	BK
Hafergenuss mit Bourbon-Vanille, *Dr. Oetker*, 1 Port.	353	6,6	K
Hafergrütze	371	5,8	K
Haferkleie-Diät, *Dr. Ritter*	402	11,0	EK
Haferkleieflocken, *Kölln*	347	7,4	BK
Hafermehl, 1 EL	75	1,4	K
Hagebuttenkonfitüre	252	0,2	K
Hähnchen mit Gartengemüse, TK, *Iglo*, 1 Port.	368	6,0	EK
Hähnchen mit grünem Spargel, TK, *Iglo*, 1 Port.	420	11,0	EK
Hähnchen süß-sauer, Leichter Genuss, *Sonnen Bassermann*, 1 Port.	291	1,6	EK
Hähnchenbrust, mit Haut	145	6,2	EF
Hähnchenbrust Finesse, natur, *Herta*	103	2,0	E
Hähnchenbrust Finesse, mit Zitronenpfeffer, *Herta*	107	2,0	E
Hähnchenbrustfilet, paniert, TK, *Eismann*, 1 Port.	151	1,1	E
Hähnchenbrustfilet, unpaniert, TK, *Eismann*, 1 Port.	109	1,4	E
Hähnchenbrustfilet, mediterran, *Weight Watchers*, 1 Port.	312	2,5	E
Hähnchen-Curry, TK, *Frosta*	101	2,9	EK
Hähnchenfleisch	166	9,6	EF
Hähnchengrillbraten, *Wiesenhof*	102	2,0	E
Hähnchenherzen	124	5,3	EF
Hähnchenkeule mit Haut	174	11,2	EF
Hähnchen-Paella, TK, *Iglo*, 1 Port.	730	32,0	EF

Lebensmittel (verzehrbarer Anteil)	Kilokalorien kcal	Fett g	Nährwert
Hähnchenpfanne Italia, TK, *Apetito*, 1 Port.	315	7,0	E
Hähnchensalami, *Gutfried*	287	21,0	EF
Hähnchen-Steak, natur, *Gutfried*	123	3,0	E
Halbbitter-Kuvertüre	396	11,0	K
Halbfettmargarine	368	40,0	F
Halbfettmargarine, 39 % Fett, *Lätta*	360	39,0	F
Hallimasch	19	0,7	BM
Halwa	379	2,0	K
Hammel, s. Lamm und Schaf			
Handkäse	126	0,7	E
Handkäse, Hessischer, Bio, *Alnatura*	125	0,3	E
Hanuta, *Ferrero*, 1 St.	119	7,0	FK
Hanuta Mini, *Ferrero*, 1 St.	58	3,4	FK
Hartweizen-Eiernudeln, No. 1, *Birkel*	361	2,5	EK
Hartweizennudeln Genuss pur, *3 Glocken*, i.D.	352	1,5	EK
Harzer Käse	126	0,7	E
Hase	113	3,0	E
Hasel-Nougat-Creme, *Granovita*	567	37,3	FK
Haselnusskerne	644	61,6	FV
Haselnuss-Krokant, *Dr. Oetker*	454	13,0	K
Haselnusskuchen, BM, 1 St.	228	11,6	FK
Haselnuss-Mandel-Schnitte, *Granovita*, 1 St.	155	10,4	F
Haselnussmus, 20 g	130	12,6	F
Haselnussöl, kaltgepresst, *Vitaquell*	819	91,0	FV
Havarti, *Arla*	336	26,0	EF
Hecht	81	0,9	E
Hefe, Bäcker-, 1 Würfel	33	0,5	V
Hefe, Bier-, 1 EL	35	0,6	V
Hefe, Bier-, Würzflocken, *Cenovis*, 1 EL	28	0,3	V
Hefe, Trocken-, 7 g	20	0,1	
Hefeextrakt, *Vitam*	231	0,2	
Hefeflocken, honigsüße, *Vitam*	368	6,5	KV
Hefeklöße für Dampfnudeln, *Henglein*	224	1,8	K
Hefeteig, BM, *Dr. Oetker*	317	10,0	K
Heidelbeeren	37	0,6	BV
Heidelbeeren, TK, ungesüßt	83	0,5	BV
Heidelbeeren ohne Zucker, Dose	24	0,4	B
Heidelbeersaft, Bio, *Voelkel*	40	0,3	V
Heilbutt, schwarz, geräuchert	223	17,1	EF
Heilbutt, weiß	95	1,6	E
Heiß auf Noodles, Asia, süß-sauer, *Uncle Ben's*, 1 Port.	389	5,8	K
Heiß auf Reis, Asia, gelbes Curry, *Uncle Ben's*, 1 Port.	384	8,4	K
Heiß auf Reis, Asia, süß-sauer, *Uncle Ben's*, 1 Port.	378	1,5	K
Heiße Tasse, Champignon-Creme, *Erasco*, 1 Tasse	92	4,9	FK

Lebensmittel (verzehrbarer Anteil)	Kilokalorien kcal	Fett g	Nährwert
Heiße Tasse, Chinesische Gemüsesuppe, *Erasco*, 1 Tasse	45	0,4	K
Heiße Tasse, Frühlingsgemüse, *Erasco*, 1 Tasse	64	0,7	
Heiße Tasse, Kartoffel-Lauch, *Erasco*, 1 Tasse	64	0,8	
Heiße Tasse, Rinderkraftbrühe-Consommé, *Erasco*, 1 Tasse	38	2,2	F
Heiße Tasse, Sommergemüse, *Erasco*, 1 Tasse	38	0,5	
Heiße Tasse, Tomaten-Creme, *Erasco*, 1 Tasse	94	3,0	
Helle Soße, *Knorr*	55	2,5	F
Hendl, gegart	189	9,0	EF
Henri leicht, Weichkäsezubereitung, 32 % Fett i. Tr., *Bongrain*	190	12,0	EF
Hering, Atlantik-	233	17,8	EF
Hering, Ostsee-	155	9,2	EF
Hering in Gelee	164	12,6	EF
Heringsbecher, *Nadler*	336	32,0	F
Heringsfilet in Dillsahne, *Nadler*	304	28,0	F
Heringsfilet in Tomatensoße	204	15,0	F
Heringsmilch	109	2,8	E
Heringsrogen	131	3,1	E
Heringsröllchen, gegrillt, *Nadler*	167	11,0	EF
Heringssalat, Roter, *Weight Watchers*	146	9,1	EF
Heringssalat mit roter Bete, *Nadler*	267	23,0	F
Heringsstip	239	21,0	F
Herzmuschelfleisch	77	1,0	E

Lebensmittel (verzehrbarer Anteil)	Kilokalorien kcal	Fett g	Nährwert
Hickorynuss	692	72,0	FV
Himbeere	33	0,3	BV
Himbeer-Erdbeer-Sorbet, am Stiel, *Eismann*, 1 Port.	98	0,1	K
Himbeergeist, 40 %, 2 cl	48	0	
Himbeergelee, 1 TL	24	+	K
Himbeerkonfitüre, 1 TL	25	+	K
Himbeersirup, 1 EL	53	0	K
Himbeerwasser, 2 EL Sirup, 0,2 l	106	0	K
Hirnwurst, 30 g, i.D.	84	8,1	F
Hirsch	112	3,3	E
Hirschbraten Gutsherrenart, TK, *Eismann*, 1 Port.	235	8,5	EF
Hirse	350	3,9	K
Hirseflocken	354	4,0	K
Hirsesuppe, zubereitet, Bio, *Cenovis*	26	0,7	K
Hit, Doppelkeks, *Bahlsen*, 2 St.	141	7,0	FK
H-Milch, 3,5 % Fett	64	3,5	F
H-Milch, entrahmt, 0,1 % Fett	35	0,1	E
H-Milch, fettarm, 1,5 % Fett	47	1,5	
Hobbits, kernig, *Brandt*	475	20,0	FK
Hobbits, Schoko, *Brandt*	509	25,0	FK
Hobelkäse, 50 % Fett i. Tr., 30 g	142	11,4	EF
Hoch-Genuss, Weichkäse, *Champignon*, i.D.	392	38,0	F
Hochzeitssuppe, *Sonnen Bassermann*	38	1,4	
Hochzeitssuppe, Lübecker, *Erasco*, 1 Port.	100	5,5	F

Lebensmittel (verzehrbarer Anteil)	Kilokalorien kcal	Fett g	Nährwert
Hohes C Heimische Früchte, Apfel-Pflaumen-Saft, *Granini*	46	0,2	K
Hohes C Heimische Früchte, Apfel-Quitte-Saft, *Granini*	43	0,2	K
Hohes C Naturelle, Apfel-Kirsche, *Granini*	26	0,2	K
Hohes C Naturelle, Apfel-Zitrone, *Granini*	22	0,2	K
Hohes C Orangensaft, *Granini*	43	0,5	V
Holler, schwarz	54	1,7	BV
Holunderbeeren, schwarz	54	1,7	BV
Holunderbeerensaft, 0,2 l	76	0,8	V
Holunderblüten-Erfrischungsgetränk, Bio, *Vitaborn*	35	+	K
Holunder-Kirsch-Fruchtaufstrich, 30 % weniger Kalorien, *Schneekoppe*	174	0,6	K
Holzfällertopf, *Buss*	84	3,8	EF
Honey Flakes, Bio, *Eden*	377	0,8	K
Honey Loops, *Kellogg's*, 1 Port. (30 g + 125 ml fettarme Milch)	172	3,5	K
Honey Pops, *Kellogg's*, 1 Port. (30 g + 125 ml fettarme Milch)	174	2,5	K
Honig, 1 EL	82	0	K
Honig, 1 TL	41	0	K
Honig, 20 g	65	0	K
Honig Poppies Amaranth, Bio, *Allos*	401	7,8	BK
Honig Poppies Hirse, Bio, *Allos*	391	3,5	K
Honigmelone	54	0,1	MV
Honigwaffeln, Bio, *Alnatura*	472	18,2	FK
Hörnchen	152	3,0	FK
Hot Dog Truemans, *Meica*, 1 St.	100	8,0	F
Hubba Bubba, Apfel, *Wrigley*, 1 St.	21	0	K
Huhn, Brat-	166	9,6	EF
Huhn, Leber	131	4,7	EF
Huhn, Magen	113	4,2	EF
Huhn, s.a. Hähnchen			
Huhn, Suppen-	257	20,3	EF
Huhn süß-sauer, *Du darfst*, 1 Port.	368	3,0	K
Hühnerfett	900	100	F
Hühnerfrikassee, Menüschale, *Erasco*, 1 Port.	465	15,8	EF
Hühnerkraftbouillon, Instant, *Knorr*, 1/8 l	5	0,2	
Hühnerleber	131	4,7	EF
Hühner-Nudelsuppe, *Weight Watchers*, 1 Port.	110	2,0	E
Hühner-Nudeltopf, *Erasco*, 1 Port.	208	10,0	FK
Hühner-Nudeltopf, *Maggi*, 1 Dose	335	21,5	FK
Hühner-Reistopf, *Buss*	48	0,6	EK
Hühner-Reistopf, *Erasco*, 1 Port.	248	8,8	FK
Hühnersuppe, klar, *Maggi*, 1/4 l	47	0,4	
Hühnersuppe mit Nudeln, *Knorr*, 1 Port.	75	0,5	K

Lebensmittel (verzehrbarer Anteil)	Kilokalorien kcal	Fett g	Nährwert
Hühnersuppe Shanghai, *Buss*	47	1,6	
Hülsenfrüchte, gekocht, i.D.	92	0,6	BE
Hülsenfrüchte, roh, i.D.	284	2,1	BE
Hummer	81	1,9	E
Hummerfleisch	89	2,0	E
Hüttenkäse, Gervais, *Danone*	91	3,9	EF
Hüttenschmaus Käsespätzle, *Knorr*, 1 Port.	300	8,0	K
Hüttenschmaus Schinken-Hörnli, *Knorr*, 1 Port.	330	11,0	K
I love Milka Herzen, zartherb, *Milka*	545	36,0	FK
I love Milka Pralines, Nuss-Nougat-Crème, *Milka*	550	33,0	FK
I love Milka Pralinés, Erdbeer-Rahm, *Milka*	570	37,0	FK
India Chicken, TK, *Frosta*	109	3,1	E
Indian	157	8,5	EF
Indian, s. a. Pute			
Ingwer, 10 g	5	0,1	MV
Ingwerstäbchen, kandiert, Bio, *Naturata*	337	0,2	K
Ingwerwürfel, Bio, *Alnatura*	335	0,1	K
Ingwer-Zitrone-Erfrischungsgetränk, Bio, *Vitaborn*	40	0,1	K
Innereien, s. einzelne Tierarten			
Innperle, 30 % Fett i. Tr., *Bauer*	251	15,0	EF
Integrale Eliche, Vollkornnudeln, *Buitoni*	336	2,4	BK

Lebensmittel (verzehrbarer Anteil)	Kilokalorien kcal	Fett g	Nährwert
Integrale Spaghettini, Vollkorn, *Buitoni*	336	2,4	BK
Italienische Gemüsesuppe, *Weight Watchers*, 1 Port.	122	2,0	
Italienisches Pfannengemüse, TK, *Iglo*	36	0,6	MV
Jackfrucht	70	0,5	BM
Jacobsmuschelfleisch	63	0,1	E
Jagdwurst	205	16,2	EF
Jagdwurst, rheinische, *Rasting*	257	21,9	EF
Jägerschnitzel mit Champignon-Sahnesauce, *Weight Watchers*, 1 Port.	296	4,4	E
Jägersoße, Basis-Soßen, *Knorr*, 1 Port., 100 ml	35	1,5	K
Jägersoße, Delikatess, *Maggi*, 1 Port., 100 ml	49	2,6	F
Jambuse	31	0,3	MV
Japanische Mispel	40	0,2	M
Jarlsberg, 45 % Fett i. Tr.	349	26,9	EF
Jelly Beans, *Haribo*, i.D.	381	0,1	
Jogger Gums, *Katjes*	333	0,2	K
Joghurt, 3,5 % Fett, 150 g	96	5,3	EF
Joghurt, 3,5 % Fett, mit Frucht, 150 g	141	4,7	EF
Joghurt, 0,1 % Fett, *Onken*, i.D.	46	0,1	K
Joghurt, Balance, *Bauer*, 1 Becher, i.D.	170	3,8	K
Joghurt, fettarm, 1,5 % Fett, 150 g	71	2,3	E
Joghurt, fettarm, 1,5 % Fett, mit Frucht, 150 g	117	2,0	EK

Lebensmittel (verzehrbarer Anteil)	Kilokalorien kcal	Fett g	Nährwert
Joghurt, Frucht-, *Onken*, i.D.	103	2,7	K
Joghurt, Frucht-, 0,1 % Fett, *Optiwell*, i.D.	48	0,1	K
Joghurt, Magerstufe, 150 g	51	0,2	E
Joghurt, Magerstufe, mit Frucht, 150 g	114	0,2	E
Joghurt, Mocca, *Zott*, 1 Becher	150	4,2	K
Joghurt, Müsli, *Bauer*, 1 Becher, i.D.	253	8,2	K
Joghurt, natur, 3,8 % Fett, *Landliebe*	81	3,9	EF
Joghurt, s. a. Produktnamen			
Joghurt, Sahne-, 10 % Fett, 150 g	177	15,0	F
Joghurt, Sahne-, 10 % Fett, mit Frucht, 150 g	216	13,1	FK
Joghurt, Stracciatella, *Bauer*, 1 Becher	280	10,3	FK
Joghurt, Vollkorn-, Frucht, *Onken*, i.D.	109	2,8	K
Joghurt auf Frucht, *Landliebe*, 1 Becher, i.D.	150	4,7	K
Joghurt Familiy, Frucht, *Danone*, 1 Becher, i.D.	116	3,6	K
Joghurt mild, fettarm	47	1,5	E
Joghurt mit Buttermilch, *Müller*, i.D.	90	0,9	EK
Joghurt mit der Ecke, Knusper-, *Müller*, 1 Becher, i.D.	209	7,8	FK
Joghurt mit der Ecke, Schlemmer-, *Müller*, 1 Becher, i.D.	168	4,2	K
Joghurt mit echter Vanille, *Landliebe*, 1 Becher	153	4,8	EK
Joghurtbutter, *Meggle*	596	65,2	F
Joghurtdressing, *Weight Watchers*	62	4,9	FK
Joghurt-Drink, *Bauer*, i.D.	94	2,3	EK
Joghurt-Drink, 0,1 % Fett, *Bauer*, i.D.	42	0,1	EK
Joghurt-Reiswaffel, Bio, *Alnatura*	512	26,1	FK
Joghurtschnitte, TK, *Natreen*, 1 St., i.D.	127	1,3	K
Joghurtschokolade, *Ritter Sport*	571	38,0	FK
Joghurt-Snack, 1 St.	105	5,0	FK
Jogolé Fruchtjoghurt, 1,5 % Fett, *Zott*, 1 Becher, i.D.	128	1,7	K
Jogolé Fruchtjoghurt, 0,1 % Fett, *Zott*, 1 Becher, i.D.	74	0,2	K
Johannisbeeren, rot	33	0,2	BV
Johannisbeeren, schwarz	39	0,2	BV
Johannisbeeren, weiß	30	+	BV
Johannisbeergelee, 1 TL	25	+	K
Johannisbeerkonfitüre, 1 TL	26	+	K
Johannisbeerlikör (Cassis), 2 cl	65	0	
Johannisbeernektar, rot, 0,2 l	122	+	V
Johannisbeernektar, schwarz, 0,2 l	128	+	V
Johannisbeersirup, schwarzer, trinkfertig, Verdünnung 1 : 5	53	0,1	K

Lebensmittel (verzehrbarer Anteil)	Kilokalorien kcal	Fett g	Nährwert
Johannisbeersüßmost, 0,2 l	120	0	
Johannisbeerwein, 0,25 l	177	0	
Kabeljau	76	0,6	E
Kaffee	0	0	
Kaffeelikör, 26,5 %, 2 cl	36	0	
Kaffeesahne, 10 % Fett, *Zott*	118	10,0	F
Kaiserjagdwurst, Konserve	218	16,8	EF
Kaiserschmarrn, FP, *Mondamin*, 1 Port.	355	10,0	K
Kakaopulver, schwach entölt, dunkel, 1 EL	34	2,4	F
Kakaotrunk, Instant, mit Magermilch, 0,2 l	104	0,6	K
Kaki, mittelgroß, 1 St., 250 g	175	0,8	V
Kaktus, Eiscreme, *Schöller*, 1 St.	62	1,4	K
Kaktusfeige, 1 St., 100 g	38	0,7	MV
Kalbfleisch, Bauch, Flanke	209	16,0	EF
Kalbfleisch, Brust	131	6,3	EF
Kalbfleisch, Bug, Schulter	94	1,0	E
Kalbfleisch, Filet	95	1,4	E
Kalbfleisch, Hals, Halsgrat	109	2,7	E
Kalbfleisch, Keule, Schlegel	97	1,6	E
Kalbsbratwurst, i.D.	266	25,0	F
Kalbsbries	99	3,4	EF
Kalbshaxe	98	1,6	E
Kalbsherz	113	5,1	EF
Kalbshirn	111	7,6	F
Kalbskäse	276	25,0	F

Lebensmittel (verzehrbarer Anteil)	Kilokalorien kcal	Fett g	Nährwert
Kalbskotelett	112	3,1	E
Kalbsleber	130	4,1	E
Kalbsleberwurst	316	27,0	EF
Kalbslunge	90	2,2	E
Kalbsmilz	100	3,0	E
Kalbsniere	128	6,4	EF
Kalbsschnitzel	99	1,8	E
Kalbssteak	105	2,6	E
Kalbszunge	128	6,2	EF
Kaldaunen, gegart	98	3,7	EF
Kalte Ente, 0,2 l	158	+	
Kaltschale, Ananas-Maracuja, *Dr. Oetker*, 1 Port.	90	0	K
Kamtschatkakrabbe, TK oder Dose	92	2,5	E
Kamut, Bio, *Alnatura*	384	2,6	BK
Kandiszucker, 1 kl. Würfel, 2 g	8	0	K
Kandiszucker, 1 TL	24	0	K
Kaninchen	152	7,6	EF
Kapern, eingelegt, *Hengstenberg*	33	0,6	
Kapstachelbeere	72	1,1	MV
Karambole	24	0,5	V
Karamell Riesen, *Storck*, 1 St.	20	0,5	K
Karamellen, Milch-, 1 St.	20	0,3	K
Karfiol	22	0,3	MV
Karotte	25	0,2	MV
Karotte, Dose	14	0,3	B
Karotten, TK, Bio, *Frosta*	29	0,3	MV
Karottensaft, rein, Bio, *Hipp*	28	0,1	V
Karottensalat, *Hengstenberg*	44	0,3	V
Karottensalat, *Vitaquell*	229	17,0	FV

Lebensmittel (verzehrbarer Anteil)	Kilokalorien kcal	Fett g	Nährwert
Karpfen	115	4,8	EF
Kartoffel	68	0,1	KV
Kartoffelbrei, s. a. Kartoffelpüree			
Kartoffelbrot, *Harry*	214	1,4	BK
Kartoffelchips	539	39,4	FK
Kartoffelchips, 50 g	270	19,7	FK
Kartoffelcremesuppe, *Erasco*, 1 Port.	233	17,3	FK
Kartoffel-Gemüse-Suppe	60	2,0	BV
Kartoffelglück, *Meica*	77	5,0	FK
Kartoffelklöße, gekochte, FP, 1 St., i.D.	88	0,5	K
Kartoffelkloßteig, fränkisch, halb und halb, FP, *Henglein*	103	0,1	K
Kartoffelkloßteig, rohe, FP, *Henglein*	103	0,1	K
Kartoffelknödel halb & halb, im Kochbeutel, *Pfanni*, 1 Port., 2 St.	220	1,5	K
Kartoffelknödel mit rohen Kartoffeln, im Kochbeutel, *Pfanni*, 1 Port., 2 St.	190	0,7	K
Kartoffel-Lauch-Suppe, Bio, *Alnatura*	321	3,5	K
Kartoffelmehl	336	0,1	K
Kartoffelpuffer, TK, *McCain*	116	2,0	K
Kartoffelpufferteig, FP, ohne Bratfett, *Pfanni*, 1 Port., 5 St.	160	0,5	K
Kartoffelpüree, mit entrahmter Milch, FP, *Pfanni*, 1 Port.	120	2,0	K
Kartoffelpüree, mit kräftigem Geschmack, FP, *Pfanni*, 1 Port.	120	2,0	K
Kartoffelpüree, Das Lockere, *Maggi*, 1 Port.	172	7,3	FK
Kartoffelpüree, Besonders locker, FP, *Pfanni*, 1 Port.	110	2,0	K
Kartoffelsalat, 250 g	210	6,0	FK
Kartoffelsalat, bayerischer, *Nadler*	110	6,0	FK
Kartoffelsalat mit Crème fraîche, *Du darfst*	137	8,2	FK
Kartoffelsalat mit Crème fraîche und Schnittlauch, *Weight Watchers*	130	6,2	FK
Kartoffelsalat mit Ei und Gurke, *Nadler*	182	8,0	FK
Kartoffelsalat mit Joghurt, *Nadler*	123	7,0	FK
Kartoffelsalat Steakhouse, *Nadler*	199	15,0	F
Kartoffelscheiben, TK, *Eismann*	132	4,0	K
Kartoffelschnaps, 40 %, 2 cl	44	0	
Kartoffel-Schupfnudeln, *Bürger*	181	1,0	K
Kartoffelstärkemehl	336	0,1	K
Kartoffelstärkemehl, 1 EL	50	0	K
Kartoffelstärkemehl, 1 TL	25	0	K
Kartoffel-Steinpilz-Suppe, *Lacroix*, 1 Port.	114	8,8	FK
Kartoffelsuppe, mit Crème fraîche, *Knorr*, 1 Port.	160	10,0	FK
Kartoffeltopf, *Weight Watchers*, 1 Port.	162	0,4	K

Lebensmittel (verzehrbarer Anteil)	Kilokalorien kcal	Fett g	Nährwert
Kartoffeltopf, Minuto, *Birkel*, 1 Port.	193	5,9	K
Kaschunuss	571	42,2	FV
Käse, s. einzelne Sorten			
Käsefondue	253	19,7	EF
Käsegebäck, Gouda, Bio, *Alnatura*	534	33,2	FK
Käsekrainer, Puten-, *Höhenrainer*	220	16,0	EF
Käsekuchen, i.D.	230	8,0	FK
Käsekuchen, BM, *Dr. Oetker*, 1 St.	401	20,4	FK
Käsekuchen, TK, *Eismann*, 1 St.	282	13,9	FK
Käsekuchenhilfe, FP, *Dr. Oetker*	219	7,3	K
Käsekuchen-Snack, natur, *Exquisa*, 1 St.	211	8,4	FK
Käse-Kürbiskern-Knäcke, Bio, *Alnatura*	442	17,4	FK
Käse-Nudeltopf, Minuto, *Birkel*, 1 Port.	288	5,5	K
Käsepastete mit Walnüssen, 50 % Fett i. Tr.	314	28,0	EF
Käsesahnetorte, TK, *Eismann*, 1 St.	324	13,9	FK
Käse-Sahne-Torte, TK, *Coppenrath & Wiese*, 1 St.	307	15,6	FK
Käsetoast mit Schinken und Ananas	257	14,8	F
Kasseler	151	7,5	EF
Kasseler Schulterbraten, *Du darfst*, 1 Port.	268	8,0	EK
Kastanie, s. Esskastanie			
Katenrauchwurst	365	32,1	EF

Lebensmittel (verzehrbarer Anteil)	Kilokalorien kcal	Fett g	Nährwert
Katenschinkenwürfel, *Zimbo*	232	14,0	EF
Katfisch	80	1,9	E
Katfisch, geräuchert	124	3,6	E
Katzenpfötchen, *Katjes*	341	0,2	K
Kaugummi, 1 Streifen	10	0	K
Kaviar, deutsch, 30 g	35	2,0	EF
Kaviar, russisch, 30 g	73	4,7	EF
Kefe	59	0,2	V
Kefir, 3,5 % Fett, 1 Becher	305	17,5	EF
Kefir, fettarm, *Müller*	49	1,5	E
Kefir, mit Sahne, 150 g	155	8,6	EF
Kefir, Vollmilch, 250 g	153	8,8	EF
Kefir-Drink, *Milram*, i.D.	73	1,4	EK
Keimöl	900	100	F
Keimöl, 1 EL	90	10,0	F
Keimöl, 1 TL	45	5,0	F
Kerbel, 1 EL	2	+	V
Kernfett	900	100	F
Kessel Chips, *funny-frisch*, 1 Port., 30 g, i.D.	151	8,4	FK
Ketakaviar, 30 g	31	0,8	E
Ketalachs	202	13,6	EF
Ketchup	104	0,3	K
Ketchup, 1 EL	26	0,1	K
Ketchup, s. a. einzelne Sorten			
Ketchup & Mayonnaise Rot-Weiß, *Thomy*	428	39,5	FK
Kichererbsen, roh, 1 Port., 60 g	184	3,5	BE
Kichererbsensprossen, frisch	144	0,7	M
Kidneybohnen, *Bonduelle*	115	0,7	EK
Kidneybohnen, Dose	104	0,6	BE
Kieler Sprotten	217	15,8	EF

Lebensmittel (verzehrbarer Anteil)	Kilokalorien kcal	Fett g	Nährwert
Kinder bueno, *Ferrero*, 1 St.	123	8,0	FK
Kinder Country, *Ferrero*, 1 St.	131	7,9	FK
Kinder Happy Hippo Cacao, *Ferrero*, 1 St.	121	8,0	FK
Kinder Maxi King, *Ferrero*, 1 St.	175	12,8	FK
Kinder Pingui, *Ferrero*, 1 St.	136	8,9	FK
Kinder Riegel, *Ferrero*, 1 St.	118	7,3	FK
Kinder Schoko-Bons, *Ferrero*, 1 St.	33	2,1	FK
Kinder Schokolade, *Ferrero*, 1 St.	70	4,3	FK
Kinderketchup, Bio, *Zwergenwiese*	133	0,7	K
King Crab (TK und Dose)	92	2,5	E
King Prawns, TK, *Costa*	69	1,0	E
Kipfel, 1 St.	140	10,0	FK
Kipferl, *Bahlsen*	543	31,0	FK
Kir Royal	86	0	
Kiri mit Joghurt, *Bel*, 1 Port., 20 g	51	4,6	EF
Kiri mit Kräutern, *Bel*, 1 Port., 20 g	62	6,0	EF
Kiri mit Sahne, *Bel*, 1 Port., 20 g	62	5,9	EF
Kirschen, sauer	53	0,5	MV
Kirschen, sauer, Glas	83	0,2	K
Kirschen, süß	63	0,3	MV
Kirschen, süß, Glas	56	0,2	K
Kirschkonfitüre, 1 TL	25	+	K
Kirschli-Kuchen, BM, *Dr. Oetker*, 1 St.	284	14,9	FK
Kirschnektar	61	0,1	K
Kirschsaft, 0,2 l	82	0	V
Kirschsirup, trinkfertig, Verdünnung 1 : 5	53	0,1	K
Kirschwasser, 40 %, 2 cl	48	0	
KitKat Chunky Classic, *Nestlé*, 1 Riegel	259	13,5	FK
KitKat Classic, *Nestlé*, 1 Riegel	235	12,4	FK
KitKat Mini, *Nestlé*, 1 Riegel	87	4,6	FK
Kitz	110	2,5	E
Kiwi, 1 St., 80 g	40	0,5	V
Klaffmuschel	54	1,3	E
Klare Brühe, zubereitet, *Cenovis*, 1/8 l	4	0,1	
Klarer Schnaps, 32 %, 2 cl	36	0	
Klarer Schnaps, 38 %, 2 cl	42	0	
Kleiebrot	207	1,5	B
Kleiner Augenblick, Himbeer-Mascarpone, *Coppenrath & Wiese*, 1 Becher	199	9,3	FK
Kleiner Augenblick, Pfirsich-Pannacotta, *Coppenrath & Wiese*, 1 Becher	172	7,8	FK
Kleingebäck	515	26,7	FK
Kletzenbrot	289	8,6	B
Klippfisch	185	0,7	E
Kluftsteak	222	14,1	EF
Knäckebrot, 1 Scheibe, 10 g, i.D.	32	0,2	BK
Knäckebrot, Delikatess, Bio, *Alnatura*	334	1,8	K
Knäckebrot Fit&Vital Ballaststoffe, *Wasa*, 1 Scheibe	33	0,6	BK
Knacki Geflügel, *Herta*, 1 St.	73	5,6	F

Lebensmittel (verzehrbarer Anteil)	Kilokalorien kcal	Fett g	Nährwert
Knacki Original, *Herta*, 1 St.	105	9,7	F
Knackwurst, i.D.	300	28,0	F
Knisterbrot, Vollkorn, *3 Pauly*	339	4,0	K
Knoblauch, 1 Zehe	4	+	MV
Knoblauchbutter, *Meggle*	583	62,0	F
Knoblauchsauce, *Kühne*	377	36,0	F
Knödel, halb & halb, im Kochbeutel, *Maggi*, 1 Port.	242	2,1	K
Knödel, rohe, im Kochbeutel, *Pfanni*, 1 Port., 2 St.	190	0,7	K
Knödel, Semmel-, selbstgemacht, 1 St.	139	6,5	FK
Knödel mit Räucherspeck, Semmel-, im Kochbeutel, *Pfanni*, 1 Port., 2 St.	300	13,0	FK
Knödelbrot	250	1,7	K
Knödelteig, halb und halb, FP, *Pfanni*, 1 Port., 2 St.	160	0,5	K
Knöpfle, FP, *Henglein*	164	3,1	K
Knoppers, *Storck*, 1 St.	137	8,4	FK
Knusperbrot Leicht & Cross, Roggen, *Griesson*, 1 St.	26	0,2	BK
Knusperbrot Leicht & Cross, Weizen, *Griesson*, 1 St.	27	0,3	K
Knusperbrötchen, glutenfrei, *Glutano*, 1 St.	117	1,5	K
Knuspermüsli Karamell, *Kölln*	453	17,0	FK

Lebensmittel (verzehrbarer Anteil)	Kilokalorien kcal	Fett g	Nährwert
Knuspermüsli Klassik, *Kölln*	444	15,2	FK
Knuspermüsli Schoko Feinherb, 30 % weniger Fett, *Kölln*	409	10,2	K
Knuspermüsli Schoko-Krokant, *Kölln*	451	16,5	FK
Knuspermüsli Vitalis, Schoko-Mandel-Nuss, *Dr. Oetker*, 1 Port. (40 g + 60 ml fettarme Milch)	224	10,3	FK
Knuspermüsli Vitalis weniger süß, Pur, *Dr. Oetker*, 1 Port. (40 g + 60 ml fettarme Milch)	203	7,2	FK
Knusperriegel Cappuccino, *Schneekoppe*, 1 St.	120	8,3	FK
Knusperriegel Joghurt, *Schneekoppe*, 1 St.	121	8,3	FK
Knusperschinken, Thüringer, *Zimbo*	129	5,0	EF
Kochkäse, 40 % Fett i. Tr.	187	13,9	EF
Kochkäse, Magerstufe, 10 % Fett i. Tr.	101	3,0	E
Kochschinken, 20 g	25	0,7	E
Kochschinken, geräuchert, *Rügenwalder Mühle*	111	3,0	E
Kochschokolade	496	26,0	FK
Kohl (Wirsing)	25	0,4	BV
Köhler (Seelachs)	81	0,9	E
Kohlrabi	23	0,1	MV
Kohlrabi, Rahm-, TK, *Iglo*	57	3,3	FM
Kohlrouladen, Menüschale, *Erasco*, 1 Port.	398	17,3	EF

Lebensmittel (verzehrbarer Anteil)	Kilokalorien kcal	Fett g	Nährwert
Kohlrouladen, TK, *Eismann*, 1 Port.	229	15,0	EF
Kohlrübe	29	0,2	MV
Kohlsprossen	36	0,3	BV
Kokoschips, Bio, *Naturata*	608	62,0	F
Kokosfett	900	100	F
Kokosfett, 1 EL	90	10,0	F
Kokosmakronen, BM, *Dr. Oetker*	452	26,4	FK
Kokosmilch, Bio, *Alnatura*	218	22,0	F
Kokosnuss	363	36,5	F
Kokosraspel	606	62,0	BF
Kokossauce, Bio, *Naturata*	60	1,9	K
Kokos-Zwieback, *Brandt*, 1 St.	78	2,2	K
Kokos-Zwieback, *Brandt*	433	12,0	K
Kokos-Zwieback Minis, *Brandt*, 1 St.	27	0,8	K
Kölschbier, 0,2 l	84	0	
Kommissbrot, 1 Scheibe, 40 g	84	0,3	B
Kompott, *Natreen*, i.D.	45	0,1	KV
Kondensmagermilch, gezuckert	269	0,2	K
Kondensmagermilch, ungezuckert	83	0,2	E
Kondensmilch, 4 % Fett	128	4,1	
Kondensmilch, 4 % Fett, 1 TL	6,4	0,2	
Kondensmilch, 7,5 % Fett	133	7,6	F
Kondensmilch, 7,5 % Fett, 1 TL	6,7	0,4	F
Kondensmilch, gezuckert, 8 % Fett	320	8,8	K
Kondensmilch, gezuckert, 8 % Fett, 1 TL	16	0,4	K
Kondensmilch, 10 % Fett	177	10,1	F
Kondensmilch, 10 % Fett, 1 Tassenpkg.	14	0,8	F
Kondensmilch, 10 % Fett, 1 TL	8,9	0,5	F
Konfitüre, Light, *Zentis*, i.D.	112	0,1	K
Konfitüre Extra, *Landliebe*, i.D.	229	0,2	K
Konfitüre Extra, *Natreen*, i.D.	122	0,2	K
Konfitüre Extra, *Schwartau*, i.D.	241	0,2	K
Königsberger Klopse, Menüschale, *Erasco*, 1 Port.	480	25,9	EF
Königsberger Klopse, Menüschale, *Sonnen Bassermann*, 1 Port.	635	32,9	FK
Königsberger Klopse, TK, *Eismann*, 1 Port.	314	22,5	F
Königsgemüse, Rahm-, TK, *Iglo*	66	3,6	BF
Kopfsalat	11	0,2	V
Korinthen	259	0,6	BK
Korkzieher, Hartweizennudeln, *3 Glocken*	352	1,5	EK
Korn, 32 %, 2 cl	36	0	
Korneck, *Kamps*, 1 St.	389	18,6	FK
Kornfranck Gold, koffeinfreier Landkaffee, *Tartex*	4	0	
Körniger Frischkäse	81	2,9	EF
Krabben, ausgelöst	87	1,4	E
Krabbensalat, *Weight Watchers*	102	4,7	EF

Lebensmittel (verzehrbarer Anteil)	Kilokalorien kcal	Fett g	Nährwert
Krabbensalat in Cocktailsauce, *Nadler*	299	27,0	EF
Kräcker	450	14,0	K
Kräcker, glutenfrei, *3 Pauly*	477	21,0	FK
Kraftklotz, Vollkornbrot, *Lieken Urkorn*, 1 Scheibe	116	0,8	BK
Krakauer, i.D.	299	26,5	EF
Krapfen, 1 St., ca. 65 g	206	7,7	FK
Kraut, Rot-	22	0,2	BV
Kräuter, 1 EL	2	+	MV
Kräuterbutter original, *Meggle*	581	63,0	F
Kräuteressig, *Hengstenberg*	17	0	
Kräuter-Frischkäse, 60 % Fett i. Tr., *Bresso*	240	22,0	EF
Kräuter-Frischkäse Balance, 15 % Fett, *Bresso*	186	15,0	E
Kräuter-Frischkäse Der Sahnige, *Exquisa*	247	23,0	F
Kräuter-Käse-Sauce, *Knorr*	80	5,0	FK
Kräuterlikör, 2 cl, i.D.	50	0	
Kräuterlinge, *Knorr*, i.D.	217	7,3	K
Kräuterquark, original, Gervais, *Danone*	116	7,2	EF
Kräuterquark, pikant, Gervais, *Danone*	116	7,4	EF
Kräutertee	0	0	
Krautsalat, schnittfrischer, *Nadler*	109	5,0	FV
Krautschupfnudeln, *Bürger*, 1 Pkg.	384	6,8	K
Krebs, Fluss-, ausgelöst	65	0,5	E
Krebsfleisch, Dose	87	1,7	E

Lebensmittel (verzehrbarer Anteil)	Kilokalorien kcal	Fett g	Nährwert
Kren	63	0,3	BV
Kren, gerieben, 1 TL	6	+	V
Kreppel, 1 St., ca. 65 g	206	7,7	FK
Kresse	33	0,7	MV
Kresse, 1 Kästchen, 25 g	8,3	0,2	MV
Krimsekt, halbtrocken	83	0	
Krimsekt, süß	95	0	
Krokant, i.D.	451	12,3	K
Kroketten, TK, *McCain*	213	9,0	FK
Kronsbeeren	35	0,5	MV
Kronsild	116	3,9	
Krustenbraten, *Zimbo*	152	8,0	EF
Kuchenglasur, dunkel, *Dr. Oetker*	604	43,0	FK
Kukuruz	86	1,2	
Kullerpfirsich, 0,2 l	200	0	
Kulturheidelbeeren	37	0,6	BM
Kümmelkäs, 45 % Fett i. Tr., *Striegistaler Zwerge*	287	22,0	EF
Kümmellikör, 2 cl	50	0	
Kümmelschnaps, 32 %, 2 cl	40	0	
Kümmelstange	465	23,9	FK
Kumquat	64	0,3	MV
Kumquat, 1 St., 10 g	6,4	0	MV
Kumquat, eingelegt	94	0,3	K
Kürbis	25	0,1	MV
Kürbis, eingelegt, *Kühne*	90	0,1	K
Kürbiscremesuppe, mit Ingwer, *Sonnen Bassermann*	37	1,6	KV
Kürbiskernbrot, Bio, *Alnatura*	211	4,1	BK
Kürbiskernbrötchen, *Kamps*, 1 St.	390	17,4	FK
Kürbiskerne, 20 g	113	9,1	F

Lebensmittel (verzehrbarer Anteil)	Kilokalorien kcal	Fett g	Nährwert
Kürbiskernöl, Bio, *Vitaquell*, 1 EL	82	9,1	FV
Kürbiskernöl, Bio, *Vitaquell*	819	91,0	FV
Kutteln, Kalbs-	134	8,3	EF
Kuvertüre, Vollmilch, *Dr. Oetker*	556	34,8	FK
Kuvertüre, Zartbitter, *Dr. Oetker*	528	33,4	FK
Kuvertüre, Weiß, *Dr. Oetker*	582	38,3	FK
La Vache qui rit, Light, *Bel*	145	7,0	EF
La Vache qui rit, Original, *Bel*	239	19,0	EF
Labskaus, Hanseaten-, *Buss*	105	5,5	EF
Lachs, geräuchert	289	19,4	EF
Lachs (Salm)	202	13,6	EF
Lachs in Blätterteig, TK, *Eismann*, 1 Port.	386	21,0	EF
Lachs in Öl	271	22,8	EF
Lachsersatz (Seelachs) in Öl	150	8,0	EF
Lachsfilet-Stäbchen, TK, *Iglo*, 1 St.	64	2,8	EF
Lachsschinken, Puten-, *Höhenrainer*	116	2,0	E
LactoZero Quark-Joghurt-Creme, Frucht, *Ehrmann*, i.D.	122	5,5	EF
LactoZero Quark-Joghurt-Creme, Stracciatella, *Ehrmann*	137	7,2	EF
Lagerbier, hell, 0,3 l	111	0	
Lakritz-Konfekt, *Haribo*, i.D.	383	6,5	K
Lakritz-Schnecken, *Haribo*	317	0,7	K
Laktosefreie Vollmilchschokolade, *Schneekoppe*	551	34,0	FK
Laktosefreier Butterkeks, Mini, *Schneekoppe*	472	19,0	FK
Lammfilet	112	3,4	E
Lammfleisch, Brust	381	37,0	F
Lammfleisch, Keule, Schlegel	234	18,0	EF
Lammfleisch, Lende	194	13,2	EF
Lammherz	158	10,0	EF
Lammhirn	128	9,1	EF
Lammkotelett	348	32,0	EF
Lammleber	133	4,0	E
Lammlunge	95	2,3	E
Lammmilz	104	3,9	EF
Lammniere	96	3,0	E
Lammschnitzel	131	6,1	EF
Lammzunge	194	14,8	EF
Landbrot, glutenfrei, *Schär*, 1 Scheibe	112	1,7	K
Landbrot, Roggenmischbrot, *Lieken Urkorn*, 1 Scheibe	80	0,4	BK
Landjäger, 30 g	141	12,8	F
Landleberwurst, *Du darfst*	258	21,0	F
Landleberwurst, Puten-, grob, *Höhenrainer*	294	26,0	F
Landmilch, 1,5 % Fett, *Landliebe*	46	1,5	E
Landmilch, mind. 3,8 % Fett, *Landliebe*	65	3,8	EF
Landschinken, *Herta*	113	3,0	E
Langostinos	84	1,1	E
Languste	84	1,1	E

Lebensmittel (verzehrbarer Anteil)	Kilokalorien kcal	Fett g	Nährwert
Lasagne Bolognese, *Weight Watchers*, 1 Port.	256	4,2	EK
Lasagne Bolognese, TK, *Frosta*	133	7,3	FK
Lassi Ananas-Kokos, Bio, *Alnatura*, 1 Becher	228	7,6	K
Lassi Chai, Bio, *Alnatura*, 1 Becher	207	6,4	K
Lassi Mango, Bio, *Alnatura*, 1 Becher	205	6,4	K
Lätta, Halbfettmargarine, 39 % Fett	360	39,0	F
Lätta extra fit, 28 % Fett	270	28,0	F
Lauch	25	0,3	V
Lauchcremesuppe, *Knorr*, 1 Port.	110	6,0	FK
Lauchcreme-Topf, *Erasco*, 1 Port.	212	10,0	F
Laugenbrezel, 1 St., 50 g	113	0,9	K
Laugenbrötchen, *Kamps*, 1 St.	252	3,5	K
Laugenbrötchen, zum Selberbacken, *Ditsch*, 1 St.	210	3,3	K
Le Kir, 0,2 l	136	0	
Leberkäse, i.D.	297	27,5	EF
Leberkäse, Thüringer, *Zimbo*, 1 Scheibe	46	3,8	F
Leberknödel, 2 St.	118	10,9	FK
Leberknödelsuppe, *Erasco*, 1 Port.	143	8,5	FK
Leberpastete, 30 g	94	8,6	F
Leberpresssack, 30 g	105	9,8	F
Leberspätzle	195	6,0	E
Leberwurst, Geflügel-	275	23,0	EF
Leberwurst, grob, 30 g	98	8,8	F
Leberwurst, Kalbs-, 30 g	103	9,6	F
Leberwurst, mager, i.D.	257	21,0	EF
Leberwurst, Pfälzer, *Du darfst*	258	21,0	EF
Leberwurst, Pommersche, fein, *Rügenwalder Mühle*	326	30,0	F
Leberwurst, Pommersche, grob, *Rügenwalder Mühle*	239	19,0	EF
Leberwurst, Schnittlauch-, *Du darfst*	264	21,0	EF
Lebkuchen, i.D.	402	12,9	K
Lebkuchen-Konfekt, Dresdner, *Dr. Quendt*	408	15,8	FK
Leckermäulchen Klassik, Erdbeere, *Frischli*, 1 Becher	168	6,0	EF
Leckermäulchen Mini, Erdbeer, *Frischli*, 1 Becher	62	2,0	EF
Leerdammer, Caractère, *Bel*	368	30,0	EF
Leerdammer, Léger, *Bel*	271	17,0	EF
Leerdammer, Original, *Bel*	356	27,5	EF
Leibniz Zoo, *Bahlsen*	427	11,0	K
Leichtbier, 0,5 l, i.D.	135	0	
Leichter Genuss, *Schwartau*, i.D.	169	0,1	K
Leinöl, *Schneekoppe*	830	92,0	FV
Leinöl, kaltgepresst, *Vitaquell*	819	91,0	FV
Leinöl, kaltgepresst, *Vitaquell*, 1 EL	82	9,1	FV
Leinsamen, geschrotet, *Schneekoppe*	518	42,0	BF
Leinsamen, ungeschält, 1 EL	59	4,6	BF

Lebensmittel (verzehrbarer Anteil)	Kilokalorien kcal	Fett g	Nährwert
Leinsamen Plus, *Schneekoppe*	418	22,0	BF
Leinsamenbrot	226	2,2	B
Leinsamenbrot, 1 Scheibe, 40 g	90	0,9	B
Leinsamenschrot, 1 EL	57	4,8	BF
Leinsamenschrot, 1 TL	29	2,4	BF
Leipziger Allerlei, *Bonduelle*	53	0,5	KV
Lengfisch	82	0,6	E
Likör, 2 cl, i.D.	33	*	
Limabohnen, roh	275	1,4	BE
Limburger Käse, 40 % Fett i. Tr., *St. Mang*	264	19,0	EF
Limburger Käse, 9 % Fett absolut, *St. Mang*	186	9,0	EF
Limette, 1 St., 60 g	23	1,4	V
Limettensaft, 1 EL	10	0,3	V
Limettensaft, 1 TL	5	0,1	V
Limonade, 0,33 l, i.D.	162	+	K
Limonade, Orange, 30 % Saftgehalt, kalorienarm, 0,33 l, i.D.	40	+	
Limonade, Orange, 8 % Saftgehalt, kalorienarm, 0,33 l, i.D.	30	+	K
Limone, 1 St., 60 g	23	1,4	V
Linde's Kornkaffee, *Nestlé*, 1 Tasse	5	0,1	
Linée, Guave-Rhabarber, *Gerolsteiner*	18	+	
Linée, Mango-Grapefruit, *Gerolsteiner*	17	+	
Linguine in Champignon-Sahnesauce, *Weight Watchers*, 1 Port.	344	7,2	K
Linsen, *Bonduelle*	91	0,5	BK
Linseneintopf, Westfälischer, *Erasco*, 1 Port.	316	5,2	BK
Linseneintopf, *Weight Watchers*, 1 Port.	288	5,2	BE
Linsenglück, *Meica*	101	5,0	EF
Linsensuppe, Leichter Genuss, *Sonnen Bassermann*	48	0,3	BE
Linsentopf mit Speck, *Knorr*, 1 Port.	210	4,5	BE
Linsentopf mit Würstchen, *Sonnen Bassermann*	93	3,6	EF
Lion, *Nestlé*, 1 Riegel	207	9,6	FK
Lion Kingsize, *Nestlé*, 1 Riegel	320	14,9	FK
Litchi (Lychee)	75	0,3	MV
Litchi (Lychee), 1 St., 30 g	23	0,1	MV
Löffelbiskuit, 1 St.	20	0,3	K
Loganbeere	64	+	BV
Longane (Drachenauge)	70	0,8	V
Loquat	44	0,2	V
Loquat, 1 St., 25 g	11	0,1	V
Löskaffee	1	+	
Lotte (Seeteufel)	66	0,7	E
Löwenzahnblätter	27	0,6	BV
Luncheon Meat	294	25,4	F
Lyoner, i.D.	308	29,2	EF
M&M's Choco, *Mars*	479	20,7	FK
M&M's Crispy, *Mars*	492	24,4	FK
M&M's Peanut, *Mars*	506	25,4	FK
Maaslander, 50 % Fett i. Tr.	355	29,6	EF
Macadamiacreme Selection, Bio, *Alnatura*	671	57,8	F

Lebensmittel (verzehrbarer Anteil)	Kilokalorien kcal	Fett g	Nährwert
Macadamianuss	703	73,0	FV
Macadamianussöl, kaltgepresst, Bio, *Vitaquell*	819	91,0	F
Macao Mandel, *Mövenpick*, 1 St.	276	17,7	FK
Macao Vanilla, *Mövenpick*, 1 St.	251	16,3	FK
Maccheroni, *Buitoni*	350	1,9	K
Madeira, 5 cl	84	0	
Madeleine	413	20,4	FK
Magenbitter, 2 cl	50	0	
Magermilch, 0,25 l	88	0,3	E
Magermilchjoghurt, 0,1 % Fett, 150 g	51	0,2	E
Magermilchjoghurt mit Früchten, 0,3 % Fett, 150 g	114	0,2	EK
Magerquark	72	0,3	E
Maggi-Würze, 1 TL	5,2	0	
Magic Asia gebratene Nudeln, *Maggi*, 1 Port.	274	7,6	K
Magic Asia Nudel-Snack, FP, *Maggi*, 1 Port., i.D.	307	13,3	FK
Magnum After Dinner, *Langnese*, 1 St.	100	7,0	FK
Magnum Classic, *Langnese*, 1 St.	260	16,0	FK
Magnum Mandel, *Langnese*, 1 St.	280	18,0	FK
Magnum Yoghurt fresh, *Langnese*, 1 St.	250	15,0	FK
Mainzer Handkäse	126	0,7	E
Mais, ganzes Korn	323	3,8	BK
Maischips Natur, Bio, *Alnatura*	480	21,5	FK
Maisgrieß	339	1,1	K
Maiskeimöl, Bio, *Vitaquell*	819	91,0	FV
Maiskeimöl, Bio, *Vitaquell*, 1 EL	82	9,1	FV
Maiskölbchen, *Hengstenberg*	36	0,4	
Maismehl	323	2,8	BK
Maisstärke	346	0,1	K
Maisstärke, 1 EL	52	0	K
Maisstärke, 1 TL	26	0	K
Maiswaffeln, natur, Bio, *Alnatura*	386	0,9	K
Maizena	348	0	K
Maizena, 1 EL	52	0	K
Maizena, 1 TL	26	0	K
Makkaroni, gekocht, (= 30 g roh)	106	0,8	K
Makkaroni, roh, (= 350 g gekocht)	354	2,8	K
Makrele	182	11,9	EF
Makrele, geräuchert	222	15,5	EF
Malaga, 5 cl	80	0	
Malossolkaviar, frisch	244	15,5	EF
Maltesers, *Mars*	505	24,7	FK
Malzbier, 0,33 l	158	0	K
Malzkaffee, 1 Tasse	7	0	
Mamba, *Storck*, 1 St., i.D.	17	0,2	K
Mamey-Apfel	57	0,4	V
Mandarine	46	0,3	V
Mandarine, 1 St., 40 g	18	0,1	V
Mandarinensaft, 0,2 l	92	0,6	V
Mandarin-Orangen, *Natreen*	34	0,2	K
Mandarin-Orangen, Libbys Obstkonserven, *Nestlé*	62	0,1	K
Mandel	583	54,1	FV

Lebensmittel (verzehrbarer Anteil)	Kilokalorien kcal	Fett g	Nährwert
Mandeldrink, Bio, *Provamel*	47	2,9	FK
Mandelhörnchen, glutenfrei, *Schär*, 1 St.	373	22,5	FK
Mandelmakrone	376	24,0	FK
Mandelmakrone, 1 St.	38	2,4	FK
Mandelmus, 20 g	133	11,8	FV
Mandel-Nuss Clusters, *Nestlé*, 1 Port. (30 g + 125 ml fettarme Milch)	211	4,7	K
Mandelöl, kaltgepresst, *Vitaquell*	819	91,0	FV
Mandelschnitte, Bio, *Alnatura*, 1 Riegel	347	17,6	FK
Mandelsplitter, 1 TL	58	5,4	FV
Mango	57	0,5	V
Mango, 1 St., 250 g	143	1,3	V
Mango, Dose	82	0,2	K
Mango, getr., Bio, *Alnatura*	296	2,0	K
Mango-Chutney, Bio, *Naturata*	177	0,1	K
Mangolassi, Bio, *Alnatura*, 1 Becher	205	6,4	EK
Mangold	14	0,3	BV
Mangosaft, *Pago*	57	0,1	KV
Manhattan, 6 cl	145	0	
Maoam Kracher, *Haribo*	406	5,0	K
Maoam Lakritz Kracher, *Haribo*	406	5,0	K
Maoam Würfel, *Haribo*	387	6,0	K
Maple Syrup, 1 EL	40	0	K
Margarine	722	80,0	F
Margarine, 1 EL	72	8,0	F
Margarine, 1 TL	36	4,0	F
Margarine, halbfett	368	40,0	F
Margarine, halbfett, 1 TL	18	2,0	F
Marille	43	0,1	MV
Marille, 1 St., 50 g	22	0,1	MV
Marille, Dose	71	0,1	K
Marille, gespritzt, *Pago*	31	0,1	KV
Marille, getr.	240	0,5	BK
Marille, getr., 25 g	60	0,1	BK
Marillenkonfitüre, 1 TL	25	+	K
Marillensaft, *Pago*	62	0,1	KV
Marillenschnaps, 2 cl	65	*	
Markklößchensuppe, *Erasco*, 1 Port.	123	8,3	F
Markklößchentopf, *Erasco*, 1 Port.	164	6,4	F
Marmelade, 1 TL, i.D.	27	+	K
Marmor-Kekse Dinkel, Bio, *Alnatura*	448	18,2	FK
Marmorkuchen, BM, *Dr. Oetker*, 1 St.	190	10,0	FK
Marmorkuchen, glutenfrei, *Glutano*, 1 Scheibe	136	7,1	FK
Marmorwolke, BM, *Dr. Oetker*, 1 St.	206	7,4	FK
Marone	196	1,9	BK
Marone, 8 St., 45 g	88	0,9	BK
Mars, 1 St., 51 g	228	8,5	FK
Mars Eisriegel, 1 St., 51 g	139	7,5	FK
Mars Miniatures, 1 St.	80	2,8	FK
Marsala, 5 cl	56	0	
Marshmallows	333	0	K
Martini-Cocktail, 6 cl	150	0	
Märzenbier, 0,5 l	255	0	
Marzipan	493	25,0	FK
Marzipankartoffel, 1 St., 5 g	21	0,8	FK
Marzipan-Rohmasse, *Zentis*	449	29,0	FK
Mascarpone, *Galbani*	412	41,5	F

Lebensmittel (verzehrbarer Anteil)	Kilokalorien kcal	Fett g	Nährwert
Mascarpone, 70 % Fett i. Tr.	460	47,5	F
Matjesfilet, 1 St., 80 g	214	18,1	EF
Maulbeeren	38	0	V
Maultaschen, Unsere Besten, *Bürger*, 1 Pkg.	684	22,0	K
Maultaschen, frisch, *Steinhaus*	190	8,0	EF
Maultaschen, Fitness-, *Bürger*, 1 Pkg.	536	10,8	K
Maultaschen mit Frischkäse, *Bürger*, 1 Pkg.	783	33,0	FK
Mayonnaise, 50 % Fett	490	52,0	F
Mayonnaise, 50 % Fett, 1 EL	147	15,6	F
Mayonnaise, 80 % Fett	727	78,9	F
Mayonnaise, 80 % Fett, 1 EL	218	23,7	F
Mayonnaise, légère, *Thomy*	105	4,8	F
Meeräsche	120	4,3	EF
Meerrettich	63	0,3	BV
Meerrettich, *Hengstenberg*	159	9,8	F
Meerrettich, gerieben, 1 TL	6	+	V
Meerrettich, Tube, *Thomy*	249	21,3	F
Meerrettichsahne, 1 EL	61	5,5	F
Meersalz, *Alnatura*	0	0	M
Mehl, Type 405	335	1,0	K
Mehl, Type 405, 1 EL	50	0,2	K
Mehl, Type 405, 1 TL	25	0,1	K
Mehlschwitze, dunkel, *Mondamin*	580	40,0	FK
Mehlschwitze, hell, *Mondamin*	580	40,0	FK

Lebensmittel (verzehrbarer Anteil)	Kilokalorien kcal	Fett g	Nährwert
Mehrkornbrot, *Lieken Urkorn*, 1 Scheibe	134	2,5	BK
Mehrkornbrötchen, *Kamps*, 1 St	277	6,4	BK
Mehrkornbrötchen Unsere Goldstücke, TK, *Coppenrath & Wiese*, 1 St.	137	2,3	BK
Merci, Große Vielfalt, *Storck*, 1 St., i.D.	70	4,5	FK
Merci Petits, Chocolate Collection, *Storck*, 1 St., i.D.	34	2,3	FK
Merrettich ohne Sahne, Bio, *Vitam*	245	19,5	F
Messino, Edelherb, *Bahlsen*	411	15,0	FK
Messino, Vollmilch, *Bahlsen*	413	15,0	FK
Mett	279	22,5	F
Mettwurst, i.D.	390	37,2	F
Mettwurst, Braunschweiger, i.D.	390	37,2	F
Mexikanischer Bohnentopf, *Sonnen Bassermann*	82	1,9	BE
Mezzo Mix Orange, *Coca-Cola*, 0,25 l	107	0	K
Mezzo-Mix Zero, *Coca-Cola*, 0,25 l	3	0	
Miesmuschel	69	2,0	E
Mikado, Milchschokolade/Zartbitter, *Kraft*, 1 St.	11	0,4	FK
Milch, 3,5 % Fett, 0,2 l	128	7,0	EF
Milch, fettarm, 1,5 % Fett, 0,2 l	94	3,0	E
Milchkakao, 0,25 l	295	5,2	K

Lebensmittel (verzehrbarer Anteil)	Kilokalorien kcal	Fett g	Nährwert
Milchnudeln Vanillegeschmack, *Dr. Oetker*, 1 Port.	336	4,6	K
Milchpudding Schokolade & Vanillesoße, Puddis, *Campina*, 1 Becher	148	3,9	K
Milchpudding Vanille & Schokosoße, Puddis, *Campina*, 1 Becher	127	2,4	K
Milchpulver, mager	348	1,0	E
Milchreis, Leicht & Lecker, *Müller*, 1 Becher, i.D.	150	4,2	K
Milchreis, Original, *Müller*, 1 Becher, i.D.	234	4,6	K
Milchreis nach klass. Art, Bio, *Dr. Oetker*, 1 Port.	356	4,1	K
Milchschaum, Sprühfertig, *Bärenmarke*	58	1,8	E
Milchschnitte, *Ferrero*, 1 St.	118	7,8	FK
Milchschokolade, i.D.	531	30,0	FK
Milch-Schoko-Riegel, Bio, *Alnatura*, 1 St.	131	9,2	FK
Milch-Strudel, Puddis, *Campina*, 1 Becher, i.D.	180	5,6	K
Milchzwerge, *Danone*, 1 Becher	48	1,5	K
Milk Drink, Erdbeergeschmack, *Ramli*, 1 Pkg.	76	0,2	K
Milk Drink, Schoko, *Ramli*, 1 Pkg.	74	0,6	K
Milk Drink, Vanille, *Ramli*, 1 Pkg.	72	0,2	K
Milka Cake & Choc, 5 St.	144	7,1	FK
Milka Lila-Pause, 1 Riegel, i.D.	210	12,5	FK
Milka Tender, Milch	430	21,0	FK
Milken	99	3,4	EF
Milky Way, *Mars*, 1 St., 21,5 g	96	3,2	FK
Milky Way, Minis, *Mars*, 1 St., 15,5 g	70	2,4	FK
Milky Way Crispy Rolls, *Mars*, 1 St.	64	3,2	FK
Mineralwasser	0	0	M
Minestrone, *Buss*	37	0,8	V
Minestrone, Leichter Genuss, *Sonnen Bassermann*	30	0,3	V
Mini Milk Erdbeer, *Langnese*, 1 St.	30	0,7	K
Mini Milk Vanille, *Langnese*, 1 St.	30	0,7	K
Mini Quadretties, Alpenmilch, *Ritter Sport*, 1 St.	27	1,6	FK
Mini Quadretties, halbbitter, *Ritter Sport*, 1 St.	26	1,7	FK
Mini Quadretties, Knusperflakes, *Ritter Sport*, 1 St.	26	1,5	FK
Mini Quadretties, Mandel, *Ritter Sport*, 1 St.	27	1,8	FK
Mini Wini Würstchen, Singles, *Meica*	228	19,5	F
Mini-Hacklet-Pfanne, TK, *Apetito*, 1 Port.	480	21,0	EK
MinusL, laktosefreie Butter, *Omira*	743	82,0	F
MinusL, laktosefreie Eiskrem, Erdbeer, *Omira*	195	8,0	FK
MinusL, laktosefreie Eiskrem, Vanille, *Omira*	212	10,9	FK

Lebensmittel (verzehrbarer Anteil)	Kilokalorien kcal	Fett g	Nährwert
MinusL, laktosefreier Fleischsalat, *Omira*	304	27,6	F
MinusL, laktosefreie haltbare Milch, 1,5 % Fett, *Omira*	47	1,5	EM
MinusL, laktosefreie haltbare Vollmilch, 3,8 % Fett, *Omira*	67	3,8	EF
MinusL, laktosefreie Schlagsahne, *Omira*	319	33,0	F
MinusL, laktosefreier Joghurt natur, *Omira*	75	3,8	EF
MinusL, laktosefreier Milchpudding, Schoko, *Omira*	125	5,0	FK
MinusL, laktosefreier Milchpudding, Vanille, *Omira*	97	3,2	K
MinusL, laktosefreier Quark, Magerstufe, *Omira*	67	0,3	E
MinusL, laktosefreier Sahne-Heringsfilets, *Omira*	200	16,1	F
MinusL, laktosefreier Zaziki, *Omira*	234	22,2	F
Mirabelle	67	0,2	MV
Mirabelle, 1 St., 10 g	6,7	0	MV
Mirabellen, Glas, *Natreen*	37	0,1	K
Miracel Whip Balance, *Kraft*	140	10,5	F
Miracel Whip So leicht, *Kraft*	109	5,2	F
Miracoli, Linguini mit Tomate-Mozzarella-Sauce, *Mars*, 1 Port.	395	8,3	K
Miracoli, Maccaroni Tomate-Kräuter, *Mars*, 1 Port.	390	8,0	K
Miracoli, Spaghetti Carbonara, *Mars*, 1 Port.	470	14,5	K
Miracoli, Vollkornspaghetti mit Tomaten-Sauce, *Mars*, 1 Port.	395	8,5	BK
Miracoli, Spaghetti Bolognese, *Mars*, 1 Port.	445	13,0	EK
Miracoli Pastasauce, Arrabbiata, *Mars*	84	2,7	K
Miracoli Pastasauce, Tomate Kräuter, *Mars*	66	2,7	FK
Miracoli Pastasauce, Tomate Ricotta, *Mars*	95	5,6	FK
Miree, französische Kräuter, *Karwendel*	241	22,5	F
Miree, Meerrettich, *Karwendel*	242	22,5	F
Mischbrot, Roggen-	212	1,1	BK
Mischbrot, Roggen-, 1 Scheibe, 40 g	85	0,4	BK
Mischbrot, Weizen-	224	1,1	BK
Mischbrot, Weizen-, 1 Scheibe, 40 g	90	0,4	BK
Mispel (Loquat)	44	0,2	V
Mispel (Loquat), 1 St., 25 g	11	0,1	V
Mixed Pickles, *Hengstenberg*	27	0,2	
Mjölk Knäckebrot, *Wasa*, 1 Scheibe	30	0,2	BK
Mockturtle nach Ammerländer Art, *Buss*	112	5,0	EF
Mohnback, *Dr. Oetker*	298	13,0	FK
Mohnkuchen, *Dr. Oetker*, 1 St.	156	7,7	FK
Mohnsamen	477	42,2	BF
Möhrchen, Dose, *Bonduelle*	23	0,3	V

Lebensmittel (verzehrbarer Anteil)	Kilokalorien kcal	Fett g	Nährwert
Möhre	25	0,2	MV
Möhrensaft, *Schneekoppe*	31	0,1	V
Möhrentopf mit Fleischklößchen, *Sonnen Bassermann*	51	2,9	F
Mokkabohnen, Zartbitterschokolade, *Dr. Oetker*	503	28,0	FK
Mokka-Flip, 7 cl	246	10,9	FK
Molke, *Müller*, i.D.	29	0,1	K
Molke, süß, 0,25 l	60	0,5	E
Molkenkur Pur, Pulver, Bio, *Dr. Ritter*, 1 EL	52	0,2	EK
Molkenpulver	345	2,9	K
Molke-Riegel, Vanille, Bio, *Alnatura*, 1 St.	134	5,7	FK
Mon Chéri, *Ferrero*, 1 St.	47	2,1	FK
Mondamin, Speisestärke	348	0	K
Mondamin, Speisestärke, 1 TL	17	0	K
Mondamin Soßenbinder, dunkel	360	0,1	K
Mondamin Soßenbinder, für Gemüse	480	25,0	FK
Mondamin Soßenbinder, hell	370	0,1	K
Monsterbacke, Fruchtquark, Quetschbeutel, *Ehrmann*, i.D.	105	2,9	E
Monsterbacke, Knisterjoghurt, *Ehrmann*, i.D.	120	2,9	K
Monte, Schoko, *Zott*, 1 Becher	107	7,3	FK
Monte, Schoko, weniger süss, *Zott*, 1 Becher	97	7,3	FK
Monte Drink, *Zott*	83	2,2	K
Moosbeeren	35	0,7	V
Morbier, 40 % Fett i. Tr.	297	22,4	EF
Morchel	15	0,3	BE
Morchel, getr.	98	2,8	BE
Mortadella, 30 g, i.D.	104	9,8	F
Mountain Dew, *Pepsi*, 0,25 l	125	0,1	K
Mousse au Chocolat, *Müller*, 1 Becher	107	5,0	FK
Mousse Chocolat, *Dr. Oetker*, 1 Becher	189	9,2	FK
Mousse Rotwein, *Dr. Oetker*, 1 Becher	182	7,1	FK
Mozartkugeln	502	26,3	FK
Mozzarella	253	19,8	EF
Mozzarella, di Latte di Bufala, *Galbani*	276	24,0	EF
Mozzarella, light, *Galbani*	167	9,0	EF
Muffins, BM, *Dr. Oetker*, 1 St.	228	13,2	FK
Mühlen-Würstchen, geräuchert, *Rügenwalder Mühle*	277	25,0	F
Müllermilch, *Müller*, i.D.	76	1,4	EK
Müllermilch die Leichte, *Müller*, i.D.	50	0,1	EK
Müllermilch Typ Kaffee, *Müller*, i.D.	68	1,8	K
Multifrucht, Mehrfruchtsaft, Bio, *Rabenhorst*	47	0,1	V
Multifrucht-Gelee	531	0	K
Multikorn-Fleks, Bio, *Kölln*	382	3,8	K
Multikornflocken, Bio, *Kölln*	347	4,0	B
Multivitamin-Drink ACE + F, *Müller*	29	0,1	V

Lebensmittel (verzehrbarer Anteil)	Kilokalorien kcal	Fett g	Nährwert
Multivitamin-Mehrfruchtnektar, Trinkgenuss, *Granini*	51	0,2	KV
Multivitamin-Mehrfruchtsaft, *Vitaborn*	46	0,1	V
Mungobohnenkeime, *Bonduelle*	17	0,1	BE
Münsterkäse, 45 % Fett i. Tr., *St. Mang*	296	23,0	EF
Münsterkäse, 50 % Fett i. Tr.	320	26,3	EF
Mürbeteig, frisch, *Henglein*	405	19,3	FK
Mürbeteig, Frischteig, gebacken, *Nestlé*	514	29,4	FK
Muschelfleisch	69	2,0	E
Muscheln, natur, Dose	66	1,3	E
Muskateller, 5 cl, i.D.	80	0	
Müsli, Cranberry, *Kölln*	370	6,8	K
Müsli, Früchte-, ohne Zucker, 1 Port., 40 g, i.D.	145	3,5	B
Müsli, Erdbeer-Joghurt, *Kölln*	391	10,3	BK
Müsli, Früchte, *Kölln*	369	7,6	BK
Müsli, Schoko-, 1 Port., 40 g, i.D.	160	4,6	K
Müsli Cranberry, 1,5 % Fett, *Landliebe*, 1 Becher	164	1,8	K
Müsli Fruit, glutenfrei, *Schär*	389	8,4	BK
Müsli Traditionell, 3,8 % Fett, *Landliebe*, 1 Becher	164	3,9	K
Müslikeks, i.D.	443	19,0	FK
Müslimischung, 1 Port., 40 g, i.D.	158	4,0	B
Müsli-Pause, Cranberry, *Schneekoppe*, 1 St.	97	2,2	K

Lebensmittel (verzehrbarer Anteil)	Kilokalorien kcal	Fett g	Nährwert
Müsliriegel, Ahorn-Dattel, Bio, *Alnatura*, 1 St.	98	2,4	K
Müsliriegel, Birne-Apfel, *Schneekoppe*, 1 St.	81	1,5	BK
Müsliriegel, Schoko, Bio, *Alnatura*, 1 St.	105	3,4	K
Müsli-Schnecken, 1 St.	90	6,0	FK
Müslix, Fruit, *Kellogg's*, 1 Port. (45 g + 125 ml fettarme Milch)	271	12,0	FK
Nährbier, 0,33 l	178	0	K
Napoletana Pastasauce, *Bernbacher*	54	2,6	F
Naps Mix, *Milka*, 5 St., i.D.	126	7,5	FK
Nasi Goreng, *Weight Watchers*, 1 Port.	364	4,4	EK
Nasi Goreng, TK, *Frosta*	97	1,9	EK
Naturals Chips, mit Balsamico, *Lorenz*, 1 Port.	155	9,6	FK
Naturals Chips leicht, fein gesalzen, *Lorenz*, 1 Port.	146	7,2	FK
Naturell plus Frucht, Apfel, *Gerolsteiner*	13	+	
Naturell plus Frucht, Zitrone, *Gerolsteiner*	10	+	
Naturreis, Rundkorn, Bio, *Spielberger*	350	2,2	BK
Neapolitaner Schnitten, *Manner*, 1 Pkg., 75 g	364	16,2	FK
Nektarine	53	0,1	V
Nektarine, 1 St., 125 g	66	0,1	V
Nescafé Cappuccino, *Nestlé*, 1 Tasse	53	1,1	K

Lebensmittel (verzehrbarer Anteil)	Kilokalorien kcal	Fett g	Nährwert
Nescafé Classic, ohne Milch und Zucker, *Nestlé*, 1 Tasse	3	0	
Nescafé Dolce Gusto Cappuccino, *Nestlé*, 1 Tasse	84	3,7	FK
Nescafé Dolce Gusto Latte Macchiato, *Nestlé*, 1 Tasse	89	4,3	FK
Nescafé Latte Macchiato, gesüßt, *Nestlé*, 1 Glas, 200 ml	86	2,3	K
Nescafé Wiener Melange, *Nestlé*, 1 Tasse	72	2,1	K
Nesquik, mit fettarmer Milch zubereitet, *Nestlé*, 1 Glas, 150 ml	129	2,8	K
Nesquik, trinkfertig, *Frischli*, 1 Pkg.	261	5,9	K
Nesquik Knusperfrühstück, *Nestlé*, 1 Port. (30 g + 125 ml fettarme Milch)	176	3,3	K
Nesquik Sirup, mit Milch 1,5 % Fett zubereitet, *Nestlé*, 1 Glas, 150 ml	115	2,5	K
Nesquik zuckerreduziert, mit Milch 1,5 % Fett zubereitet, *Nestlé*, 1 Glas, 150 ml	128	2,9	K
Nestea, *Nestlé*, 0,25 l, i.D.	80	0	K
Nestea Grüntee Citrus, *Nestlé*, 0,25 l, i.D.	48	0	
Nestea ohne Zucker, *Nestlé*, 0,25 l, i.D.	4	0	
Nestea Peach, Nescafé Dolce Gusto, *Nestlé*, 1 Glas, 200 ml	23	0,1	K
Netzmelone	54	0,1	V
Nikolaschka, (4 cl Weinbrand, 1 TL Zucker)	116	0	K
Nimm 2 Bonbon, *Storck*, 1 St.	23	0,1	KV
Nimm 2 Lachgummi, *Storck*	330	0,1	KV
Nimm 2 Soft, *Storck*	375	3,4	KV
Nisslsalat	14	0,4	MV
Nockerlgrieß, *Bernbacher*	337	0,8	K
Nogger Original, *Langnese*, 1 St.	210	14,0	FK
Nordsee-Krabben, *Krone*	137	2,0	E
Nougat	500	24,0	FK
Nougatcreme-Waffel, *Schneekoppe*, 1 St.	103	7,4	FK
Nougatstängli, Bio, *Alnatura*, 1 St.	128	8,7	FK
Nucki, Erdbeer, *Schöller*, 1 St.	185	7,8	FK
Nucki, Nuss, *Schöller*, 1 St.	260	16,0	FK
Nudel Up, Bolognese Klassisch, *Birkel*	92	4,1	FK
Nudel-Hühnchenpfanne, TK, *Eismann*, 1 Port.	305	9,1	E
Nudeln, eifrei, gekocht (= 30 g roh)	109	0,4	K
Nudeln, eifrei, roh (= 350 g gekocht)	362	1,2	K
Nudeln süß-sauer, Becher, *Du darfst*, 1 Port.	304	1,5	K
Nudelsalat mit Fleischbrät, *Nadler*	236	20,0	FK

Lebensmittel (verzehrbarer Anteil)	Kilokalorien kcal	Fett g	Nährwert
Nudelsalat mit Geflügelfleischwurst, *Weight Watchers*	155	7,6	FK
Nudelsauce Bolognaise, *Bernbacher*	138	10,1	EF
Nudeltopf mit Fleischklößchen, *Maggi*, 1 Dose	179	8,5	F
Nudeltopf mit Huhn, *Maggi*, 1 Dose	335	21,5	FK
Nürnberger Lebkuchen, 1 St., ca. 50 g	200	6,9	FK
Nürnberger Rostbratwurst	329	29,5	F
Nürnberger Rostbratwurst, TK, *Eismann*, 4 St., ca. 100 g	349	32,0	F
Nussecken, *Tekrum*, 1 St.	68	4,1	FK
Nussini, *Milka*, 1 St.	205	13,0	FK
Nussini Minis Haselnuss, *Milka*, 1 St.	83	5,3	FK
Nusskuchen, i.D.	436	29,1	FK
Nüsslisalat	14	0,4	MV
Nussnougat, *Dr. Oetker*	536	30,0	FK
Nuss-Nougat-Creme, i.D.	528	31,0	FK
Nuss-Nougat-Creme, Bio, *Dennree*	562	37,9	FK
Nuss-Nougat-Creme, *Schneekoppe*	534	37,0	FK
Nuss-Nougat-Plunder, *Coppenrath & Wiese*, 1 St.	152	8,1	FK
Nussplätzchen, 1 St.	23	1,4	FK
Nusspli, Nuss-Nougat-Creme, *Zentis*	544	32,0	FK
Nuss-Sahnetorte, TK, *Coppenrath & Wiese*	338	23,2	FK

Lebensmittel (verzehrbarer Anteil)	Kilokalorien kcal	Fett g	Nährwert
Nutella, *Ferrero*, 1 Port., 15 g	82	4,8	FK
Obazda, *Alpenhain*	341	30,0	F
Obers, 30 % Fett	309	31,7	F
Obers, 30 % Fett, 1 EL	31	3,2	F
Obers, 30 % Fett, 1 TL	15	1,6	F
Oberskren, 1 EL	61	5,5	F
Obstbranntwein, 38 %, 2 cl	50	0	
Obstessig, 1 EL	3	0	
Obstgarten Classic, *Ehrmann*, i.D.	118	4,0	FK
Obstgarten Der Leichte, 0,4 % Fett, *Ehrmann*, i.D.	67	0,4	K
Obstgarten Vanilla, *Ehrmann*, i.D.	139	5,5	FK
Obstkonserven, s. a. einzelne Sorten			
Obstkuchenteig, BM, FP, *Dr. Oetker*	435	22,5	FK
Obstler, 2 cl	48	0	
Obstpause Fruchtmus, Apfel & Aprikose, *Odenwald*, 1 Becher	57	0,3	K
Obstpause Fruchtmus, Apfel & Banane, *Odenwald*, 1 Becher	69	0,4	K
Obsttortenboden	349	5,0	K
Ochsenschwanz	184	11,5	EF
Ochsenschwanzsuppe, *Lacroix*, 1 Port.	30	1,8	F
Ochsenschwanzsuppe, *Maggi*, 1/4 l	82	4,1	
Ochsenzunge, gekocht	189	12,7	EF
Ofen Chips, *funny-frisch*, 1 Port., 30 g, i.D.	123	2,7	K
Ofenkäse, *Rougette*, i.D.	350	32,0	F

Lebensmittel (verzehrbarer Anteil)	Kilokalorien kcal	Fett g	Nährwert
Ogenmelone	26	0	V
Ohne Gleichen, *Bahlsen*, i.D.	570	39,0	FK
Okra	19	0,2	BV
Öl	900	100	F
Öl, 1 EL	90	10,0	F
Öl, 1 TL	45	5,0	F
Öl, s. a. einzelne Sorten			
Old Fashioned, 4 cl	132	0	
Oliven, grün, mariniert	138	13,9	FM
Oliven, mit Mandeln, 1 St.	20	1,8	F
Oliven, schwarz, mariniert	135	13,8	F
Olivenöl	900	100	FV
Olivenöl, 1 EL	90	10,0	FV
Olivenöl, *Bertolli*, i.D.	819	91,0	F
Olivenöl, nativ extra, Bio, *Naturata*	884	100	F
Olivenöl, nativ, extra, *Mazola*	820	91,0	FV
Olmützer Quargel, Magerstufe, Bio, *Heirler*	113	0,5	E
Ölsardine, Dose, i.D.	222	13,9	EF
Ölsardine, Dose, 1 St., i.D.	56	3,5	EF
Orange	42	0,2	V
Orange, 1 St., 150 g	63	0,3	V
Orangeat	309	0,3	K
Orangengelee, 1 TL	31	0	K
Orangenmarmelade, 1 TL	26	0	K
Orangenmarmelade, bitter, *Schwartau*	253	0,1	K
Orangensaft, frisch gepresst, 0,2 l	92	0,4	V
Orangensaft, Trinkgenuss, *Granini*	43	0,5	KV

Lebensmittel (verzehrbarer Anteil)	Kilokalorien kcal	Fett g	Nährwert
Orangensaft, ungesüßt, 0,2 l	88	0,4	V
Oreo, Klassik, *Kraft*, 1 St.	53	2,1	FK
Oreo, Schokocreme, *Kraft*, 1 St.	52	2,1	FK
Osterei, mit Cremefüllung, 1 St., i.D.	100	8,0	FK
Osterei, Nougat, 1 St., ca. 20 g	110	6,7	FK
Osterei, Vollmilch, 4 St., je ca. 5 g	106	6,0	FK
Ouzo, 38 %, 2 cl	41	0	
Ovomaltine, mit fettarmer Milch, 0,2 l	173	3,6	KV
Ovomaltine Crisp Müesli, 1 Port. (= 50 g + 125 ml fettarme Milch)	272	8,1	KV
Ovomaltine Crunchy Cream	547	31,6	FK
Pain brioche, glutenfrei, *Schär*, 1 Scheibe	81	1,2	K
Palmherz, Dose	30	0,1	
Palmitos, Dose	30	0,1	
Pampelmuse	38	0,2	V
Pampelmuse, 1 St., 250 g	95	0,5	V
Panettone	337	10,7	K
Pangasius, Naturfilets, TK, *Costa*	73	1,7	E
Paniermehl	349	1,0	K
Paniermehl, 1 EL	52	0,2	K
Paniermehl Pan Gratí, glutenfrei, *Schär*	423	14,0	BK
Panini, glutenfrei, *Schär*, 1 St.	111	1,3	BK
Papaya	32	0,1	V
Papaya, 1 St., 400 g	128	0,4	V
Papayasaft	17	0,1	V

Lebensmittel (verzehrbarer Anteil)	Kilokalorien kcal	Fett g	Nährwert
Papayastücke, getr., Bio, *Dennree*	310	0,6	K
Paprika, gegrillt, pikant, *Kattus*	68	5,3	FV
Paprika, geröstet, ohne Haut, *Kühne*	34	0,2	MV
Paprikafleischwurst, Puten-, *Höhenrainer*	182	14,0	EF
Paprika-Gulasch , Becher, *Du darfst*, 1 Port.	213	2,3	K
Paprikamark, *Hengstenberg*	96	1,8	
Paprika-Nuss-Aufstrich, Bio, *Vitam*	550	7,5	
Paprika-Reistopf, *Buss*	55	1,5	K
Paprikasalami	366	32,1	F
Paprikaschote	19	0,2	BV
Paprikaschote, 1 St., 150 g	29	0,3	BV
Paprikaschote, gefüllt, *Erasco*, 1 Port.	428	20,0	F
Paradeiser	17	0,2	V
Paradeiser, 1 St., 50 g	8,5	0,1	V
Paradeisermark, 1 EL	10	0,1	K
Paradiescreme, Schokolade, *Dr. Oetker*, 1 Port.	108	3,4	K
Paradiescreme, Vanille, *Dr. Oetker*, 1 Port.	103	2,9	K
Paranuss, Bio, *Naturata*	660	66,8	BF
Paranuss, Bio, *Naturata*, 3 St.	119	12,0	BF
Parisergipfel, Blätterteig, 1 St.	314	14,5	FK
Parmaschinken, ohne sichtbares Fett	138	3,5	E
Parmesan, 37 % Fett i. Tr.	375	25,8	EF
Parmesan-Streukäse, 1 EL	56	3,9	EF
Parmesan-Streukäse, 1 TL	28	1,9	EF
Passionsfrucht	63	0,4	MV
Passionsfrucht, 1 St., 40 g	25	0,2	MV
Pasta Bolognese, Becher, *Du darfst*, 1 Port.	315	9,9	K
Pasta Chuta Nudelsauce Bolognese, *Granovita*	121	4,4	EF
Pasta Mamma, Spaghetti Bolognese, *Apetito*, 1 Port.	411	12,3	EK
Pasta Mista, *Steinhaus*	228	6,5	K
Pasta Schuta, FP, *Bernbacher*, 1 Port.	506	14,3	EK
Pastakäse Finello, *Arla*	300	21,3	EF
Pastalini in Rahmspinat-Sauce, TK, *Iglo*, 1 Port.	398	17,0	FK
Pastasauce Basilico, *Bertolli*	65	4,5	F
Pastasauce Basilico, *Buitoni*	64	3,3	F
Pastasauce classico, *Oro di Parma*	44	1,7	
Pastasauce Primavera, mit gegrilltem Gemüse, *Bertolli*	60	4,0	F
Pastasauce Siciliana, *Bertolli*	95	7,0	F
Pastetenfüllung, Fleisch für 1 St., i.D.	160	10,0	F
Pastinake	59	0,4	B

Lebensmittel (verzehrbarer Anteil)	Kilokalorien kcal	Fett g	Nährwert
Pastino, tomatig, Bio, *Tartex*	122	5,6	F
Pâté, Bio, *Tartex*, i.D.	216	16,6	F
Pâté Crème, Bio, *Tartex*, i.D.	412	40,0	F
Patna + Wildreis mit Gemüse, TK, *Iglo*	102	1,0	K
Paula Milchcreme, *Dr. Oetker*, 1 Becher	141	4,9	FK
Paula Minis, *Dr. Oetker*, 1 Becher, i.D.	57	2,0	FK
Paula Pudding, *Dr. Oetker*, 1 Becher, i.D.	138	4,9	FK
Pausenschnitte Original, *Manner*, 1 St.	126	7,0	FK
Pekannuss	703	72,0	BF
Pekannuss, 6 St.	105	10,8	BF
Pekingkohl	12	0,3	MV
Pellkartoffeln	70	0,1	KV
Penne Arrabbiata, *Weight Watchers*, 1 Port.	217	1,2	K
Penne Creme Spinaci, TK, *Iglo*, 1 Port.	665	26,0	FK
Penne Gorgonzola mit Blattspinat, TK, *Iglo*, 1 Port.	670	22,0	FK
Penne Rigate, *Buitoni*	350	1,9	K
Penne Tomate-Mozzarella, TK, *Eismann*, 1 Port.	331	10,5	K
Peperoncini, *Specht*	28	0,1	
Peperoni	28	0,3	
Peperoni, mild, *Hengstenberg*	43	0,2	
Peppies, *Lorenz*, 1 Port., 30 g	151	7,5	FK
Pepsi Cola, 0,25 l	109	0	K
Pepsi Cola, light, 0,25 l	1	0	

Lebensmittel (verzehrbarer Anteil)	Kilokalorien kcal	Fett g	Nährwert
Perlzwiebel, eingelegt, 1 St.	2	0	
Pernod, 40 %, 2 cl	40	0	
Persimone (Kaki)	70	0,3	MV
Pesto all' arrabbiata, *Buitoni*	365	40,0	F
Pesto Basilico, *Buitoni*	493	47,0	F
Pesto Basilico, *Hilcona*	598	62,0	F
Pesto Calaprese, *Barilla*	325	29,0	F
Pesto Rosso, *Bernbacher*	382	34,4	F
Pesto Rosso, *Buitoni*	492	46,0	F
Pesto Verde, Bio, *Alnatura*	481	46,5	F
Pesto Verde, *Bertolli*	460	45,0	F
Petersfisch	85	1,4	E
Petersilie, gehackt, 1 EL	3	+	V
Petersilienwurzel	40	0,5	BM
Pfahlmuschel	69	2,0	E
Pfälzer, 1 St., 70 g	232	21,6	F
Pfannen-Pasta Getrocknete Tomaten und gegrillte Auberginen, *Hilcona*, 1 Port.	263	4,6	K
Pfannen-Pasta Rahmspinat & Käse, *Hilcona*, 1 Port.	298	8,4	K
Pfannen-Pasta Ricotta & Pilze, *Hilcona*, 1 Port.	279	6,8	K
Pfannen-Sahne-Sauce, *Thomy*	234	23,7	F
Pfannkuchen, Blaubeer, TK, *Apetito*, 1 St.	125	2,6	K
Pfannkuchen-Teig-Mix in der Shakerflasche, FP, *Mondamin*, 1 Port.	260	11,0	FK

Lebensmittel (verzehrbarer Anteil)	Kilokalorien kcal	Fett g	Nährwert
Pfeffer	0	0	
Pfefferkuchen	380	9,4	K
Pfefferminzdrops, 1 St.	20	+	K
Pfefferminzlikör, 30 %, 2 cl	50	0	
Pfefferminzschokolade, Bio, *Alnatura*	467	22,8	FK
Pfefferschote, 10 g	3	+	
Pfeffersoße, Delikatess, *Maggi*, 1 Port., 100 ml	48	2,4	
Pfeffersoße, *Knorr*	35	1,0	K
Pferdefleisch, i.D.	107	2,7	E
Pfifferling	15	0,5	BM
Pfifferling, Dose	15	0,7	BM
Pfifferlingcremesuppe, Meisterklasse, *Maggi*, 1/4 l	139	10,0	FK
Pfifferlingrahmsuppe, *Erasco*, 1 Port.	130	9,8	FK
Pfirsich	42	0,1	MV
Pfirsich, 1 St., 125 g	53	0,1	MV
Pfirsich, getr.	244	0,6	BK
Pfirsich, halbe Frucht, Libbys Obstkonserven, *Nestlé*	72	0,1	K
Pfirsichbowle, 0,2 l	216	0,1	K
Pfirsichnektar, Trinkgenuss, *Granini*	53	0,2	V
Pflanzenmargarine Omega 3, *Vitaquell*	720	80,0	FV
Pflanzenöl, Klassik-, *Livio*	828	92,0	F
Pflanzenöl, Klassik-, *Livio*, 1 EL	83	9,2	F
Pflanzlicher Brotaufstrich, wie Hausmacher Wurst, Bio, *Tartex*	232	15,0	F
Pflanzlicher Brotaufstrich, wie feine Leberwurst, Bio, *Tartex*	225	19,8	F
Pflanzlicher Brotaufstrich, wie Teewurst, Bio, *Tartex*	235	20,7	F
Pflaume	49	0,2	MV
Pflaume, 1 St., 10 g	4,9	0	MV
Pflaume, Dose	75	0,1	K
Pflaume, getr.	222	0,6	BK
Pflaumen, Glas, *Natreen*	28	0,1	K
Pflaumenkuchen, Alt-Böhmischer, TK, *Coppenrath & Wiese*, 1 St	238	8,4	FK
Pflaumenmus, 1 TL	20	+	K
Pflaumenmus, Holsteiner, *Schwartau*	203	0,1	K
Pflaumenmus, 30 % weiger Kalorien, *Schneekoppe*	137	0,2	K
Pflaumensaft, 0,2 l	98	0,3	K
Phantasia Fruchtgummi, *Haribo*, i.D.	342	0,1	K
Philadelphia Balance, Kräuter, *Kraft*	152	10,5	EF
Philadelphia Balance, Natur, *Kraft*	157	11,5	EF
Philadelphia Doppelrahmstufe, Natur, *Kraft*	245	23,5	EF
Philadelphia mit Milka, *Kraft*	290	13,0	FK
Philadelphia So leicht, Kräuter, *Kraft*	96	2,9	E
Physalis	72	1,1	MV
Physalis, getr., *Seeberger*	268	4,5	K
Piccolinis Drei Käse, TK, *Wagner*, 1 St.	88	4,8	FK

Lebensmittel (verzehrbarer Anteil)	Kilokalorien kcal	Fett g	Nährwert
Piccolinis Speciale, TK, *Wagner*, 1 St.	68	2,8	FK
Pichelsteiner Eintopf, *Sonnen Bassermann*	39	1,4	
Pick Up, *Bahlsen*, 1 St., i.D.	146	7,3	FK
Pilgermuschelfleisch	63	0,1	E
Pils, 0,33 l, i.D.	142	0	
Pilzcremesuppe, Bio, *Alnatura*	316	2,2	K
Pilze, i.D.	18	0,5	BM
Pilze, getr., 10 g, i.D.	11	0,3	BM
Pilze, s.a. einzelne Sorten			
Pilztopf, Minuto, *Birkel*, 1 Port.	236	3,9	K
Piña Colada, 0,2 l	185	1,1	K
Pinienkerne	674	60,0	F
Pinienkerne, 1 EL, 20 g	135	12,0	F
Pistazien, geröstet, gesalzen, Bio, *Dennree*	633	54,3	F
Pizza, Balance, laktosefrei, Grillgemüse, TK, *Wagner*, 1 Pizza	541	13,9	K
Pizza, Balance, laktosefrei, Putenschinken, TK, *Wagner*, 1 Pizza	547	13,6	K
Pizza, Big, Boston, TK, *Wagner*, 1 Pizza	1033	56,3	FK
Pizza, Die Backfrische, Mozzarella & Provolone, TK, *Wagner*, 1 Pizza	721	27,3	FK
Pizza, Die Backfrische, Salami, TK, *Wagner*, 1 Pizza	704	27,2	FK
Pizza, Steinofen-, Käsequartett, TK, *Wagner*, 1 Pizza	865	41,7	FK
Pizza, Steinofen-, Mozzarella, TK, *Wagner*, 1 Pizza	833	39,2	FK
Pizza, Steinofen-, Speciale, TK, *Wagner*, 1 Pizza	812	38,9	FK
Pizza Margherita, TK, Bio, *Alnatura*, 1 Pizza	740	21,4	K
Pizza Naturlust, Steinofen, Vegetaria, TK, Bio, *Wagner*, 1 St.	764	25,8	K
Pizza Ristorante, Mozzarella, TK, *Dr. Oetker*, 1 Pizza	874	44,6	FK
Pizza Ristorante, Salame, TK, *Dr. Oetker*, 1 Pizza	874	43,8	FK
Pizza Ristorante, Speciale, TK, *Dr. Oetker*, 1 Pizza	838	42,6	FK
Pizza Ristorante, Spinaci, TK, *Dr. Oetker*, 1 Pizza	858	44,5	FK
Pizza Ristorante, Vegetale, TK, *Dr. Oetker*, 1 Pizza	766	34,3	FK
Pizza Supreme, TK, *Dr. Oetker*, 1 Pizza	1130	47,7	FK
Pizza Tradizionale, Hawaii, TK, *Dr. Oetker*, 1 Pizza	796	18,4	FK
Pizza Tradizionale, Mozzarella, TK, *Dr. Oetker*, 1 Pizza	846	30,2	FK
Pizza Tradizionale, Speciale, TK, *Dr. Oetker*, 1 Pizza	818	27,3	K
Pizza Vegetale, TK, Bio, *Alnatura*, 1 Pizza	676	18,9	K
Pizzakäse Finello, *Arla*	300	21,3	EF

Lebensmittel (verzehrbarer Anteil)	Kilokalorien kcal	Fett g	Nährwert
Pizza-Leberkäse, Puten-, *Höhenrainer*	187	14,0	EF
Pizzasauce Oregano, *Oro di Parma*	50	0,4	K
Pizzasauce pikant, *Oro di Parma*	43	0,3	K
Pizzateig, FP, *Mondamin*	308	10,6	FK
Pizzateig, frisch, *Henglein*	261	5,1	K
Pizzies, TK, *Wagner*, 1 St., i.D.	329	15,2	FK
Plätzli, Champignon, TK, *Iglo*, 1 St.	177	11,0	F
Plätzli, Schinken-Käse, TK, *Iglo*, 1 St.	130	5,0	F
Plavac, feinherb, 0,25 l	176	0	
Plavac, mild, 0,25 l	187	0	
Plockwurst, i.D.	319	26,3	EF
Pocket Coffee, *Ferrero*, 1 St.	52	2,4	FK
Pökelfleisch, i.D.	136	7,2	EF
Pökelzunge	182	12,3	EF
Polenta, gebackener Maisbrei, 50 g	101	6,5	FK
Polenta, Maisgrieß	339	1,1	K
Polenta, Maisgrieß, 1 EL	68	0,2	K
Pomelo	72	0,1	V
Pomelo, 1 St., 250 g	180	0,3	V
Pommes frites, frittiert, 150 g, i.D.	435	21,8	FK
Pommes frites, TK, *Eismann*, 150 g	230	7,5	K
Pommessauce, *Livio*	361	35,7	F
PomPoms, TK, *McCain*	196	8,0	FK
Pomps Kindergrieß, zubereiteter Milchbrei, 1 Port.	152	3,7	K
Popcorn, gepoppt, 25 g	92	1,3	K
Popcornmais	368	5,0	BK
Pops, *Schöller*, 1 Becher	220	15,4	FK
Porree	25	0,3	V
Porree, Rahm-, TK, *Iglo*	66	3,7	FV
Porridge, 1 Port., 250 g	267	11,7	FK
Portulak	11	0,3	V
Portwein, 5 cl	77	0	
Poularde, s.a. Hähnchen			
Poulet mit Haut	240	18,4	EF
Powidl, 1 TL	20	+	K
Prairie Oyster, 1 Glas	93	6,1	F
Praline, 1 St., i.D.	60	4,0	FK
Preiselbeere	35	0,5	BV
Preiselbeeren, gesüßt, Glas	182	0,3	BK
Preiselbeeren, ungesüßt, Glas	34	0,6	B
Preiselbeersoße	71	0,3	K
Presssack, i.D.	281	24,7	F
Pringles, Original, 1 Port., 30 g	157	10,1	FK
Pringles, Sour Cream & Onion, 1 Port., 30 g	154	9,5	FK
Prinzenrolle, Kakao, *De Beukelaer*, 1 St.	118	5,0	FK
Prinzentaler, *De Beukelaer*, 1 St.	32	1,5	FK
Prosciutto cotto	125	3,7	E
Prosciutto grigliato Finess, *Herta*	114	3,0	E
Prosecco	83	*	
Provolone, 50 % Fett i. Tr.	365	28,9	EF
Provolone, 50 % Fett i. Tr., 20 g	73	5,8	EF

Lebensmittel (verzehrbarer Anteil)	Kilokalorien kcal	Fett g	Nährwert
Pudding, Schoko, zubereitet, i.D.	127	3,5	K
Puderzucker	400	0	K
Puderzucker, 1 EL	40	0	K
Puderzucker, 1 TL	20	0	K
Puffreis	390	2,3	K
Puffreis, 1 EL	7,8	0	K
Pulverkaffee, 1 Tasse	2	+	
Pumpernickel	185	1,0	B
Pumpernickel, 1 runde Scheibe, 20 g	37	0,2	B
Pumpernickel, 1 Scheibe, 40 g	74	0,4	B
Punica, Fruchtig Rot	28	0,1	K
Punica fruchtig & spritzig, Maggic Apple, 0,3 l	89	0,1	K
Punica Tea & Fruit, i.D.	26	0,1	K
Pur Pur, Frucht-Smoothie, *Schwartau*, i.D.	58	0,2	V
Puszta-Salat, *Kühne*	36	0,2	
Pute	157	8,5	EF
Puten-Bacon, *Wiesenhof*	159	10,0	EF
Puten-Braten "Roast Turkey", *Gutfried*	111	2,0	E
Putenbrust, natur, *Gutfried*	98	2,0	E
Putenbrust, ohne Haut	105	1,0	E
Putenbrust Asia süß-sauer, *Weight Watchers*, 1 Port.	340	2,0	K
Putenbrust Finesse, geräuchert, *Herta*	103	2,0	E
Putenbrust mit Honig Finesse, *Herta*	111	2,0	E

Lebensmittel (verzehrbarer Anteil)	Kilokalorien kcal	Fett g	Nährwert
Putenbrustschinken Finesse, fein gegrillt, *Herta*	101	2,0	E
Puten-Cevapcici, *Gutfried*	248	20,0	EF
Putencurry mit Reis, TK, *Eismann*, 1 Port.	400	9,2	EK
Puten-Fleischbällchen, *Gutfried*	260	19,0	EF
Puten-Fleischpflanzerl, *Höhenrainer*	230	14,0	EF
Putengeschnetzeltes in Champignon-Gemüse-Sauce, Leichter Genuss, *Sonnen Bassermann*, 1 Port.	250	2,9	EK
Puten-Grillbrustschinken, *Höhenrainer*	106	2,0	E
Putenherzen	125	5,8	EF
Putenkeule, ohne Haut	114	3,6	E
Putenkrakauer, *Gutfried*	150	9,0	EF
Putenlachsschinken, *Gutfried*	148	3,0	E
Putenlandleberwurst, grob, *Höhenrainer*	294	26,0	EF
Putenleber	136	4,7	EF
Putenleberkas, gebacken, fein, *Höhenrainer*	189	15,0	EF
Puten-Pizzaleberkäse, *Höhenrainer*	187	14,0	EF
Puten-Rostbratwurst, *Höhenrainer*	265	23,0	F
Putensalami, *Du darfst*	262	19,0	EF
Putensalami, *Weight Watchers*	231	16,0	EF
Putensalami, geräuchert, *Gutfried*	296	22,0	EF
Putensalat, *Du darfst*	150	8,3	EF

Lebensmittel (verzehrbarer Anteil)	Kilokalorien kcal	Fett g	Nährwert
Puten-Schinkenwurst, *Höhenrainer*	170	12,0	EF
Putenschnitte Art Cordon Bleu, *Höhenrainer*	230	14,0	EF
Putenschnitte Wiener Art, *Höhenrainer*	218	12,0	EF
Putenschnitzel, paniert, TK, *Eismann*	214	9,2	EF
Putenschnitzel, unpaniert, TK, *Eismann*	105	1,0	E
Putenstreifen-Pfanne, TK, *Apetito*, 1 Port.	280	7,0	E
Putenwürstchen, Bio, *Alnatura*	248	22,3	EF
Puten-Zwiebelmettwurst, *Zimbo*	132	6,0	EF
Pyrenäenkäse, 50 % Fett i. Tr.	356	29,6	EF
Quark, 20 % Fett i. Tr.	109	5,1	EF
Quark, 20 % Fett i. Tr., 1 EL	27	1,3	EF
Quark, 40 % Fett i. Tr.	160	11,4	EF
Quark, 40 % Fett i. Tr., 1 EL	40	2,9	EF
Quark, Frucht-, 20 % Fett i. Tr.	124	3,7	EK
Quark, mager	72	0,3	E
Quark, mager, 1 EL	18	0,1	E
Quarkfein Cremepulver, FP, *Dr. Oetker*, 1 Port., i.D.	126	1,1	EK
Quarkgenuss Frucht, 0,2 % Fett, *Exquisa*, i.D.	89	0,2	EK
Quarkgenuss Genießer, *Exquisa*, i.D.	134	6,3	EF
Quark-Joghurt-Creme, Frucht, *Danone*, i.D.	107	3,0	E
Quinoa, Bio, *Alnatura*	365	5,9	EK
Quinoa-Bratling, Bio, *Granovita*	232	10,4	EF
Quitte	38	0,5	B
Quitte, 1 St., 150 g	57	0,8	B
Quittenkonfitüre, 1 TL	24	+	K
Quittensaft	42	0,4	K
Raclettekäse, 48 % Fett i. Tr., 20 g	69	5,6	EF
Radi	15	0,2	BV
Radicchio	13	0,2	V
Radieschen	14	0,1	MV
Radlermaß, 1 l	420	+	K
Raffaello, *Ferrero*, 1 St.	62	4,8	FK
Ragout Fin, Dose, *Lacroix*, 1 Dose	368	18,0	EF
Rahm, 10 % Fett	123	10,5	F
Rahm, 10 % Fett, 1 EL	12	1,1	F
Rahm, 30 % Fett	309	31,7	F
Rahm, 30 % Fett, 1 EL	31	3,2	F
Rahm, 30 % Fett, 1 TL	15	1,6	F
Rahmbratensoße, Feinschmecker, *Knorr*	65	3,5	F
Rahmsoße, Basissaucen, *Knorr*	60	3,0	F
Raki, 45 %, 2 cl	68	0	
Rama, 70 % Fett	630	70,0	F
Rama Balance, Halbfettmargarine, 39 % Fett	370	39,0	F
Rambutan	67	0,1	
Ramee Rahm-Camembert, 55 % Fett i. Tr., *Edelweiß*, 1 Pkg.	384	32,5	EF
Rande	41	0,1	BV
Rapskernöl, Bio, *Vitaquell*	819	91,0	F
Rapsöl	900	100	F
Rapsöl, 1 EL	90	10,0	F
Rapunzel	14	0,4	MV

Lebensmittel (verzehrbarer Anteil)	Kilo-kalorien kcal	Fett g	Nährwert
Rapunzel	14	0,4	MV
Raspelschokolade, Zartbitter, *Dr. Oetker*	493	26,0	FK
Ratsherrentopf, Minuto, *Birkel*, 1 Port.	177	1,4	K
Räucherschinken, roh	152	7,7	EF
Räuchertofu, Bio, *Alnatura*	134	8,3	EF
Rauchfleisch	129	6,4	EF
Rauchkäse, Bio, *Denree*	354	29,6	EF
Rauke	24	0,7	MV
Ravioli in Tomatensauce, *Maggi*, 1 Port.	360	8,8	K
Ravioli mit Gemüse, vegetarisch, Bio, *Tartex*, 1 Dose	372	16,4	FK
Ravioli Spinaci, *Hilcona*, 1 Port.	393	5,8	K
Rebhuhn	222	9,0	EF
Red Bull, Energy Drink, 0,25 l	113	0	K
Red Bull, sugarfree, 0,25 l	7,5	0	
Red Snapper, Filet mit Haut	104	2,6	E
Regenbogenforelle	103	2,7	E
Regenbogenforelle, TK, *Eismann*	131	6,0	EF
Regensburger, 1 St., 70 g, i.D.	232	21,6	F
Reginatrauben	67	0,3	V
Reh, Keule, Schlegel	97	1,3	E
Reherl	15	0,5	BM
Rehrücken	122	3,6	E
Reiberdatschi, TK, in 1 TL Öl gebraten, 2 St.	227	10,7	FK
Reineclaude	56	+	B
Reineclaude, 1 St., 10 g	5,6	+	B
Reis, Basmati, *Uncle Ben's*	351	1,1	K
Reis, Langkorn & Wild-, *Uncle Ben's*	345	1,2	BK
Reis, Natur, Kochbeutel, *Uncle Ben's*, 1 Port.	215	1,4	K
Reis, Natur-	345	2,2	BM
Reis, parboiled, gekocht	106	0,2	K
Reis, parboiled, roh	344	0,6	K
Reis, Spitzen-Langkorn-, *Uncle Ben's*	347	1,0	K
Reis Cuisine, Bio, *Provamel*	96	7,9	F
Reisdrink, Natur, Bio, *Dennree*	50	1,5	K
Reisdrink, Calcium, Bio, *Alnatura*	50	1,1	K
Reisflocken, schmelzende, Bio, *Hipp*	379	0,7	K
Reisgebäck, jap., 50 g	215	4,0	K
Reis-Kokos-Drink, Bio, *Provamel*	62	1,0	K
Reismehl	352	0,7	K
Reismehl, 1 EL	53	0,1	K
Reis-Nudelsauce Chinesisch, Bio, *Zwergenwiese*	58	0,3	K
Reis-Nudelsauce Curry, Bio, *Zwergenwiese*	61	1,4	K
Reis-Nudelsauce Thai, Bio, *Zwergenwiese*	67	1,5	K
Reisstärke	343	0	K
Reisstärke, 1 EL	51	0	K
Reisstärke, 1 TL	26	0	K
Reistopf mit Fleischklößchen, *Erasco*, 1 Port.	224	9,2	FK

Lebensmittel (verzehrbarer Anteil)	Kilokalorien kcal	Fett g	Nährwert
Reis-Vollkorn-Snack, Bio, *Schneekoppe*, i.D.	387	4,0	BK
Reiswaffeln, ungesalzen, Bio, *Dennree*	390	3,2	K
Reizker	18	0,7	B
Remoulade, 50 % Fett, 1 EL	150	13,0	F
Remoulade, 65 % Fett	641	65,0	F
Remoulade, 65 % Fett, 1 EL	160	16,3	F
Remoulade ohne Ei, Bio, *Vitam*	423	40,9	F
Renke	100	3,2	E
Rentierfleisch, mittelfett	171	9,4	EF
Rettich	15	0,2	BV
Rettich, 1 St., 200 g	30	0,4	BV
Rhabarber	13	0,1	B
Rhabarbertrunk, Bio, *Voelkel*	46	0,1	
Ribisel, rot	33	0,2	BV
Ribisel, schwarz	39	0,2	BV
Ribisel, weiß	30	+	BV
Ribiselgelee, 1 TL	25	+	K
Ribiselnektar, rot, 0,2 l	122	+	V
Ribiselnektar, schwarz, 0,2 l	128	+	V
Ricard, 43 %, 2 cl	68	0	
Rice Krispies, *Kellogg's*, 1 Port. (30 g + 125 ml fettarme Milch)	174	2,5	K
Ricotta	175	15,0	EF
Ricotta-Pastasauce, *Bernbacher*	126	9,0	F
Riesen, *Storck*, 1 St.	40	1,7	FK
Riesenbohnen, weiße, *Specht*	75	0,4	E
Riesengarnelen, TK, *Eismann*	53	0,6	E
Riesengarnelen in Knoblauch-Kräuteröl, *Nadler*	90	2,0	E
Riesen-Happen, *Langnese*, 1 St.	110	4,5	FK
Riffels, naturell, *funny-frisch*, 1 Port., 30 g	161	11,0	FK
Rinderbrust	200	14,0	EF
Rinderfilet	121	4,0	EF
Rindergulasch, *Du darfst*, 1 Port.	340	7,6	EK
Rindergulasch, Menüschale, *Erasco*, 1 Port.	437	13,0	EK
Rinderherz	121	6,0	EF
Rinderhirn	130	9,6	EF
Rinderleber	130	3,4	E
Rinderlunge	99	2,9	E
Rinderniere	116	5,1	EF
Rinderroulade, *Du darfst*, 1 Port.	340	10,4	EK
Rinderroulade, Menüschale, *Erasco*, 1 Port.	428	12,0	EK
Rinderroulade, Menüschale, *Sonnen Bassermann*, 1 Port.	373	10,1	EK
Rindersalami, Bio, *Alnatura*	327	24,1	EF
Rindertalg	896	99,5	F
Rinderzunge	209	15,9	EF
Rindfleisch, Blume	108	2,4	E
Rindfleisch, Brust, Brustkern	200	14,0	EF
Rindfleisch, Bug, Schulter	129	5,3	EF
Rindfleisch, Dose, i.D.	196	13,6	EF

Lebensmittel (verzehrbarer Anteil)	Kilokalorien kcal	Fett g	Nährwert
Rindfleisch, Fehlrippe	146	6,4	EF
Rindfleisch, Hochrippe, Schorrippe, Rostbraten	154	8,1	EF
Rindfleisch, Kamm, Hals	150	8,1	EF
Rindfleisch, Lende, Roastbeef	130	4,5	EF
Rindfleisch, Oberschale	123	4,5	EF
Rindfleisch, Schlegel, Keule	148	7,1	EF
Rindfleisch, Schwanz	184	11,5	EF
Rindfleisch-Nudeltopf, *Erasco*, 1 Port.	188	6,8	FK
Rindfleischstreifen in Balsamico-Sauce, Leichter Genuss, *Sonnen Bassermann*, 1 Port.	263	2,2	EK
Rindfleischsuppe, *Maggi*, 1/4 l	72	0,7	K
Rindfleischsuppe mit Nudeln, *Knorr*, 1 Port.	90	1,0	K
Rindsroulade	121	4,3	EF
Rindswürstchen, *Hareico*	240	20,0	EF
Ringapfel	255	1,6	BK
Ringapfel, 1 St.	26	0,2	BK
Risottoreis, *Uncle Ben's*	342	0,4	K
Ritter Rum, *Ritter Sport*, 1 St.	90	5,7	FK
Ritz Cracker, *Griesson*	500	24,0	FK
Rivella Light, blau, 0,25 l	18	+	
Rivella Original, rot, 0,25 l	93	+	K
Roastbeef	130	4,5	EF
Robiola, 75 % Fett i. Tr.	333	33,0	EF
Rochen	93	1,3	E
Roggen, ganzes Korn	293	1,7	BK
Roggenbrot	219	1,0	BK
Roggenbrot, 1 Scheibe, 40 g	88	0,4	BK
Roggenbrötchen, *Kamps*, 1 St.	222	2,0	K
Roggenflocken, 10 g	31	0,2	B
Roggenkeime, getr.	400	11,2	BV
Roggenkleie	176	4,3	B
Roggenmehl, Type 1150	319	1,3	B
Roggenmehl, Type 997	312	1,1	BK
Roggenmehl, Type 997, 1 EL	47	0,2	BK
Roggenmischbrot, 1 Scheibe, 40 g	85	0,4	BK
Roggenvollkornbrot, 1 Scheibe, 50 g	98	0,6	B
Roggenvollkornbrot	195	1,2	B
Roggen-Vollkornknäckebrot, *Wasa*, 1 Scheibe	45	0,2	B
Rohrohrzucker, Bio, *Alnatura*	390	0	K
Rohrohrzucker, Bio, *Naturata*	403	0	K
Rollmops, *Krone*, 1 Port., 125 g	216	16,6	EF
Rollschinken, gekocht	125	3,7	E
Rolo, *Nestlé*	478	20,4	FK
Romadur, 20 % Fett i. Tr.	187	9,0	EF
Romadur, 30 % Fett i. Tr.	226	14,1	EF
Romadur, 40 % Fett i. Tr.	274	20,1	EF
Romadur, 40 % Fett i. Tr., 20 g	55	4,0	EF

Lebensmittel (verzehrbarer Anteil)	Kilokalorien kcal	Fett g	Nährwert
Romadur, 50 % Fett i. Tr.	311	25,7	EF
Romadur, 50 % Fett i. Tr., 20 g	62	5,1	EF
Römersalat	14	0,2	V
Roquefort	360	30,6	F
Rosé Amselfelder, 0,25 l	195	0	
Rosenapfel (Jambose)	32	0,3	V
Rosenkohl	36	0,3	MV
Rosenkohl, Rahm-, TK, *Iglo*	74	4,0	FV
Rosenkohl, TK, *Iglo*	44	1,3	MV
Rosinen	292	0,6	BK
Rosinen, klein, 12 St., 5 g	15	+	BK
Rosinenbrot, 1 Scheibe, 40 g	135	0,4	K
Rosinennapfkuchen, 1 St., 100 g	283	14,9	F
Rosinenschnecke, 1 St., 65 g	219	12,4	F
Rostbratwurst, *Herta*, 1 St.	258	23,6	F
Rostbratwurst, Puten-, *Höhenrainer*	265	23,0	F
Rösti, FP, *Pfanni*, 1 Port.	260	13,0	FK
Rösti, TK, *McCain*	191	8,5	FK
Röstschinken, *Herta*	112	3,0	E
Röstzwiebeln, *Kühne*	580	44,0	F
Rotbarsch	105	3,6	EF
Rotbarsch, geräuchert	145	5,5	EF
Rotbarschfilet, TK, *Eismann*	109	3,8	EF
Rote Bete	41	0,1	BV
Rote Bete, leicht, *Kühne*	30	0,2	BV
Rote Grütze, *Schwartau*	121	0,2	K
Rote Grütze, FP, zubereitet, i.D.	85	0	K
Rote Grütze, Gartenfrucht, *Kühne*	104	0,2	K
Rote Grütze mit Bourbon-Vanillesoße, 30 % weniger Kalorien, *Dr. Oetker*, 1 Becher	104	1,9	K
Rote Meerbarbe	98	2,0	E
Rote Rübe	41	0,1	BV
Rote-Bete-Saft, Bio, *Rabenhorst*	37	0,1	MV
Rote-Bete-Saft, *Schneekoppe*	37	+	MV
Rote-Bete-Salat, *Hengstenberg*	47	0,1	MV
Rote-Bete-Scheiben, *Specht*	52	0,1	K
Rote-Linsen-Brotaufstrich, Bio, *Vitam*	218	15,6	F
Roter Rabenhorster, Bio, *Rabenhorst*	75	+	M
Rotkappe	18	0,8	BE
Rotkohl, Apfel-, Glas, *Specht*	53	0,1	K
Rotkohl, natur, TK, *Iglo*	34	0,1	BV
Rotkohl (Rotkraut)	22	0,2	BV
Rotwein, 0,25 l, i.D.	168	*	
Rotweincreme, FP, *Dr. Oetker*, 1 Port.	203	9,8	FK
Rotweinessig, *Hengstenberg*	20	0	
Rotwurst, i.D.	301	29,0	F
Rougette Grillkäse, i.D.	330	28,0	F
Rougette Landkäse, fein-würzig	377	35,0	F
Rougette Ofenkäse, i.D.	350	32,0	F
Rübensirup, Rübenkraut, 1 EL	54	0	K

Lebensmittel (verzehrbarer Anteil)	Kilokalorien kcal	Fett g	Nährwert
Rübensirup, Rübenkraut	270	0	K
Rüböl	900	100	F
Rüböl, 1 EL	90	10,0	F
Rübstiel	24	0,3	V
Ruchbrot	224	1,2	BK
Ruchmehl, Weizenmehl Type 1100	327	1,7	BK
Rucola	24	0,7	MV
Rüebli	25	0,2	MV
Rührei, 1 St.	120	9,0	EF
Rührei mit Tomate, 1 Port.	189	14,6	EF
Rum, braun, 54 %, 2 cl	62	0	
Rum, Stroh-, 80 %, 2 cl	134	0	
Rum, Verschnitt, 38 %, 2 cl	62	0	
Rum, weiß, 54 %, 2 cl	62	0	
Rum mit Cola, (0,2 l Cola + 2 cl Rum)	168	0	K
Rumkugel	403	10,4	K
Rumkugel, 1 St., 10 g	40	1,0	K
Rumrosinen, *Dr. Oetker*	277	0,7	K
Russisch Brot, *Dr. Quendt*	385	0,8	K
Russischer Zupfkuchen, BM, *Dr. Oetker*, 1 St.	504	29,9	FK
Rustikal-Baguette, *Meggle*	295	13,6	FK
Sachertorte, TK, *Coppenrath & Wiese*, 1 St.	312	12,8	FK
Safloröl	900	100	F
Saft-Goldbären, *Haribo*, i.D.	338	0,1	K
Saftschinken, Saftiger Genuss, *Herta*	109	3,0	E
Sagomehl	341	0,1	BK
Sagomehl, 1 EL	51	0	BK
Sahne, 10 % Fett	123	10,5	F
Sahne, 10 % Fett, 1 EL	12	1,1	F
Sahne, 30 % Fett	309	31,7	F
Sahne, 30 % Fett, 1 EL	31	3,2	F
Sahne, 30 % Fett, 1 TL	15	1,6	F
Sahne, geschlagen, 1 EL	31	3,2	F
Sahne, geschlagen, 1 Port., 25 g	77	7,9	F
Sahne, Sprühfertig, *Natreen*, 1 Port., 25 g	51	3,7	F
Sahnecamembert, 50 % Fett i. Tr., *Striegistaler Zwerge*	333	28,0	EF
Sahnejoghurt mild, Balance, *Zott*, 1 Becher, i.D.	162	12,3	F
Sahnejoghurt mild, Frucht, *Zott*, 1 Becher, i.D.	212	11,6	F
Sahnejoghurt mild, Frucht + Panna Cotta, *Zott*, 1 Becher, i.D.	218	12,9	F
Sahnejoghurt mild, Mascarpone Duett, *Zott*, 1 Becher, i.D.	219	12,5	F
Sahnekaramelle, 1 St.	39	0,5	K
Sahne-Marzipan-Torte, TK, *Coppenrath & Wiese*, 1 St.	372	18,2	FK
Sahnemeerrettich, 1 EL	61	5,5	F
Sahnepudding, Vanille, *Landliebe*	151	8,2	FK
Sahnequark, 40 % Fett i. Tr.	160	11,4	EF
Sahnesoße für Lachs, *Thomy*	192	18,7	F

Lebensmittel (verzehrbarer Anteil)	Kilo-kalorien kcal	Fett g	Nährwert
Sahnesteif, *Dr. Oetker*, 8 g	29	0	K
Sahne-Strudel, Puddis, *Campina*, 1 Becher, i.D.	144	6,4	FK
Sahnetorte, i.D.	365	25,0	FK
Sahne-Windbeutel Minis, Vanille, TK, *Coppenrath & Wiese*, 1 St.	25	1,6	FK
Salabim Erdnuss-Kokos-Creme, Bio, *Eden*	550	34,0	FK
Salabim Haselnuss-Nougat-Creme, Bio, *Eden*	617	46,9	FK
Salabim Mandelmuss, Bio, *Eden*	637	57,0	F
Salami, *Du darfst*	262	19,0	EF
Salami, deutsche, i.D.	371	33,0	F
Salami, Edel-, *Herta*	329	25,0	EF
Salami, Premium-, *Weight Watchers*	234	16,5	EF
Salatbohnen-Mix, *Bonduelle*	31	0,3	MV
Salatcreme Joghurt, *Thomy*	282	24,8	F
Salat-Croûtons, Sonnenblumenkerne, *Knorr*, 1 Pkg.	137	10,0	FK
Salatdressing, Balsamico, *Livio*	88	5,1	F
Salatdressing, French, *Miracle Whip*	169	13,5	F
Salatdressing, Joghurt, *Miracle Whip*	172	14,0	F
Salatdressing, Sylter Genuss, *Livio*	313	29,3	F
Salat-Mayonnaise, *Thomy*	503	50,7	F

Lebensmittel (verzehrbarer Anteil)	Kilo-kalorien kcal	Fett g	Nährwert
Salat-Mayonnaise, 50 % Pflanzenölgehalt, *Knorr*	490	50,0	F
Salat-Mayonnaise ohne Ei, Bio, *Vitam*	484	50,7	F
Salatmischung Farmer-Mix, *Bonduelle*	26	0,3	MV
Salatmischung Garten-Mix, *Bonduelle*	17	0,2	MV
Salatmischung Sommer-Mix, *Bonduelle*	13	0,2	MV
Salatmischung Winter-Mix, *Bonduelle*	13	0,3	MV
Salatsauce Joghurt-Kräuter-Dressing, leicht, *Kühne*	132	9,3	EF
Salm	202	13,6	EF
Salsa Texicana, *Maggi*	98	0,2	K
Saltletts Salzstangen, *Lorenz*	388	5,7	K
Saltletts Salzstangen, Sesam, *Lorenz*	417	11,0	K
Saltletts Salzstangen, Vollkorn, *Lorenz*	383	5,0	K
Saltletts Taler, *Lorenz*	437	14,0	K
Salz	0	0	M
Salzbrezeln, *Lorenz*	392	7,5	K
Salzbrezeln, kandierte Lakritze, *Haribo*	350	0,1	K
Salzgurke	30	0,2	
Salzhering	218	15,4	EF
Salzige Heringe, *Katjes*	345	0,1	K
Salzmandeln, *Ültje*, 1 Port., 30 g	193	17,0	F
Salzstangen	347	0,5	K
San-Daniele-Schinken	147	3,7	E
Sanddornbeere	89	7,1	BV

Lebensmittel (verzehrbarer Anteil)	Kilo-kalorien kcal	Fett g	Nährwert
Sanddornkonfitüre, *Schneekoppe*	271	2,2	K
Sanddornsaft	40	5,9	MV
Sandwich Käse, Knäckebrotriegel, *Wasa*, 1 St.	75	4,0	FK
Sandwichcreme, *Thomy*	580	61,0	F
Sandwich-Weizenbrot, *Harry*	254	3,7	K
Sanella, 75 % Fett	680	75,0	F
Sangria, 0,2 l	200	0	
Sangrita, alkoholfrei, 5 cl	12	0,5	F
Sanoghurt pur, 1,5 % Fett, Bio, *Heirler*	56	1,5	E
Sapodille (Breiapfel)	86	0,9	B
Sapote	94	0,5	V
Sapote, 1 St., 85 g	80	0,4	V
Sardelle	101	2,3	E
Sardellenfilet in Öl, abgetropft, 1 St.	11	0,2	E
Sardellenpaste, 1 TL	20	1,1	EF
Sardine, frisch	118	4,5	EF
Saté-Tofu frittiert, pikant gewürzt, Bio, *Yamato*	282	20,0	EF
Satsuma	46	0,3	V
Satsuma, 1 St., 40 g	18	0,1	V
Saubohnen	309	2,0	BE
Sauce al Funghi Porcini, *Buitoni*	143	14,0	F
Sauce al Quattro Formaggi, *Buitoni*	121	10,0	F
Sauce Béarnaise, *Thomy*	201	20,1	F
Sauce Béchamel, *Thomy*	186	17,7	F
Sauce Béchamel légère, *Thomy*	100	7,6	F

Lebensmittel (verzehrbarer Anteil)	Kilo-kalorien kcal	Fett g	Nährwert
Sauce Bolognese, FP, *Steinhaus*	77	3,5	EF
Sauce Carbonara, *Buitoni*	80	5,4	F
Sauce Florentina, FP, *Steinhaus*	163	15,0	F
Sauce Hollandaise, *Thomy*	216	21,4	F
Sauce Hollandaise légère, *Thomy*	94	7,6	F
Sauce Panna Arrabbiata, *Buitoni*	159	14,0	F
Sauce Schinken-Sahne, *Hilcona*, 1 Port.	236	22,1	F
Sauce Tomate-Käse, *Hilcona*, 1 Port.	123	7,8	F
Sauerampfer	25	0,4	V
Sauerbraten "Rheinische Art", TK, *Eismann*, 1 Port.	242	4,8	E
Sauerbraten mit Spätzle und Rotkohl, Menüschale, *Sonnen Bassermann*, 1 Port.	432	7,8	EK
Sauerkirsche	53	0,5	V
Sauerkirsche, Glas	83	0,2	K
Sauerkirschkonfitüre, 1 TL	25	+	V
Sauerkirschsaft	55	0	K
Sauerkirschsüßmost, 0,2 l	120	0	
Sauerkraut, abgetropft	17	0,3	BV
Sauerkraut, Fix & Fertig, *Specht*	41	2,3	BV
Sauerkraut Mildessa, *Hengstenberg*	22	0,1	BV
Sauerkrautsaft, *Rabenhorst*	12	0,1	V
Sauerkrauttopf mit Kasselerschulter, *Buss*	91	4,4	EF

Lebensmittel (verzehrbarer Anteil)	Kilokalorien kcal	Fett g	Nährwert
Sauermilch, 3,5 % Fett, 0,25 l	153	8,8	EF
Sauerrahm, 10 % Fett, 1 EL	29	2,5	F
Sauerrahm, extra, 18 % Fett	189	18,0	F
Sauerrahm, extra, 18 % Fett, 1 EL	47	4,5	F
Sauerteig-Extrakt, Orginal, Bio, *Vitam*	335	1,8	B
Saure Johannisbeeren, Bio, *Katjes*	349	0,2	K
Saure Pommes, *Haribo*, i.D.	342	0,1	K
Scampi	87	1,4	E
Scampi, 1 St., geschält, 10 g	8,7	0,1	E
Schabefleisch, Rind	112	3,0	E
Schaffleisch	222	17,2	EF
Schaffleisch, mager	139	6,8	EF
Schaffleisch, s.a. Lamm			
Schafjoghurt, Bio, *Heirler*, 1 Becher	141	7,5	EF
Schafjoghurt, Himbeer, Bio, *Alnatura*	128	5,5	EF
Schafkäse, 40 % Fett i. Tr.	218	16,0	F
Schafkäse, 45 % Fett i. Tr.	236	18,1	EF
Schafkäse, Ricotta, 30 % Fett i. Tr.	175	15,0	F
Schafmilch, 6 % Fett, 0,25 l	243	15,8	F
Schalotte	27	0,3	M
Schaschliksauce, *Kühne*	116	0,7	K
Schattenmorellen, Glas	83	0,2	KV
Schattenmorellen, Glas, *Natreen*	35	0,2	K
Schaumkuss, Super Dickmanns, *Storck*, 1 St.	104	2,8	K
Schaumkuss, Dickmanns Schoko-Strolche, *Storck*, 1 St.	35	1,4	FK
Schaumwein, Asti Spumante	82	0	
Schellfisch	77	0,6	E
Schellfisch, geräuchert	93	0,5	E
Schichtkäse, 10 % Fett i. Tr.	88	2,4	E
Schichtkäse, 20 % Fett i. Tr.	109	5,1	EF
Schichtkäse, Sahne-, 50 % Fett i. Tr.	175	14,5	F
Schill	83	0,7	E
Schillerlocke	302	24,1	EF
Schimmelpilzkäse, 50 % Fett i. Tr., i.D.	345	27,9	EF
Schinken, gekocht	125	3,7	E
Schinken, geräuchert (Schinkenspeck)	152	7,7	EF
Schinkenplockwurst	396	31,9	F
Schinkenspeck (geräucherter Schinken)	152	7,7	EF
Schinkenspicker, 100 % Geflügel, Duo, *Rügenwalder Mühle*, i.D.	198	14,0	EF
Schinkenspicker, grobe Schinkenwurst, *Rügenwalder Mühle*	186	14,0	EF
Schinkenwurst, Puten-, *Höhenrainer*	170	12,0	EF
Schinkenwürstchen, *Hareico*	289	25,0	F

Lebensmittel (verzehrbarer Anteil)	Kilo-kalorien kcal	Fett g	Nährwert
Schinken-Zwiebelmettwurst, *Zimbo*	253	9,0	EF
Schlagobers, 1 EL	31	3,2	F
Schlagobers, 1 Port., 25 g	77	7,9	F
Schlagobers, gesüßt, 1 TL	28	2,1	FK
Schlagrahm, 32 % Fett, *Weihenstephan*	310	32,0	F
Schlagsahne, 1 EL	31	3,2	F
Schlagsahne, 1 Port., 25 g	77	7,9	F
Schlagsahne, gesüßt, 1 TL	28	2,1	FK
Schleie	77	0,7	E
Schlemmerfilet à la Bordelaise, TK, *Iglo*, 1 Port.	303	17,0	EF
Schlemmerfilet Blattspinat, TK, *Iglo*, 1 Port.	249	14,0	EF
Schlemmerfilet Champignon, TK, *Iglo*, 1 Port.	417	29,0	EF
Schlemmerfilet Thai Green Curry, TK, *Iglo*, 1 Port.	260	9,9	EF
Schlosserbuben, 1 Port.	400	14,0	FK
Schlüferli, 1 St.	95	1,0	K
Schlüterbrot	188	1,0	B
Schlüterbrot, 1 Scheibe, 40 g	75	0,4	B
Schmalz, Schwein, Gans, i.D.	897	99,6	F
Schmalz, Schwein, Gans, 1 EL, i.D.	179	19,9	F
Schmalzfleisch, Dose	374	35,0	F
Schmelzflocken, Bio, *Kölln*	359	5,9	BK
Schmelzflocken, Dinkel-Hafer, Bio, *Kölln*	352	4,3	BK
Schmelzkäse, 20 % Fett i. Tr., 1 Ecke, 62,5 g	118	6,3	EF
Schmelzkäse, 45 % Fett i. Tr., 1 Ecke, 62,5 g	169	14,8	EF
Schmelzkäse, Feine Ecken, *Du darfst*	156	7,7	EF
Schmelzkäse Schmelzli, 9 % Fett absolut, *Du darfst*	149	7,7	EF
Schmelzkäseecken Käse-Vielfalt, 20-45 % Fett i. Tr., *Milkana*, 1 St., 25 g, i.D.	56	4,0	EF
Schmelzkäseecken Leichte Käse-Vielfalt, 20 % Fett i. Tr., *Milkana*, 1 St., 25 g, i.D.	40	2,3	EF
Schmelzkäseecken Sahne, 50 % Fett i. Tr., *Hochland*, 1 St., 25 g	72	6,3	EF
Schnaps, s. einzelne Sorten			
Schnittlauch, gehackt, 1 EL	1	+	V
Schnitzel-Sahnesoße, *Thomy*	243	24,3	F
Schoko-Bananen, *Casali*	387	11,8	K
Schoko-Birnen-Kuchen, BM, *Aurora*	279	13,8	FK
Schokocreme auf Sojabasis, Bio, *Allos*	578	43,5	FK
Schokodekorblätter, Zartbitter, *Dr. Oetker*	587	43,0	FK
Schokodrink, Instant, *Natreen*, 1 Tasse	45	1,0	K
Schokoflocken, *Dr. Oetker*	443	15,7	FK

Lebensmittel (verzehrbarer Anteil)	Kilokalorien kcal	Fett g	Nährwert
Schoko-Flockina, *Dr. Oetker*, 1 St.	159	8,1	FK
Schokokuchen, BM, Bio, *Alnatura*	400	4,3	K
Schokolade, 1 St., 6 g, i.D.	31	2,0	FK
Schokolade, 1 Tafel, 100 g, i.D.	522	34,0	FK
Schokolade, Alpenmilch, *Milka*	530	29,5	FK
Schokolade, Alpen-Milchcreme, *Milka*	575	38,5	FK
Schokolade, dunkle Voll-Nuss, *Ritter Sport*	555	40,0	FK
Schokolade, Edel-Vollmilch, *Ritter Sport*	561	36,0	FK
Schokolade, Ganze Mandel, *Ritter Sport*	549	36,0	FK
Schokolade, Ganze Haselnuss, *Milka*	555	36,0	FK
Schokolade, Erdbeer-Joghurt, *Ritter Sport*	566	37,0	FK
Schokolade, Joghurt, *Milka*	565	36,0	FK
Schokolade, Knusperflakes, *Ritter Sport*	526	29,0	FK
Schokolade, Marzipan, *Ritter Sport*	491	28,0	FK
Schokolade, Noisette, *Milka*	545	33,5	FK
Schokolade, Pfefferminz, *Ritter Sport*	488	27,0	FK
Schokolade, Sahnecreme, *Milka*	605	44,5	FK
Schokolade, Trauben-Nuss, *Milka*	490	25,5	FK
Schokolade, Trauben-Nuss, *Ritter Sport*	500	28,0	FK
Schokolade, Vollmilch	531	30,0	FK

Lebensmittel (verzehrbarer Anteil)	Kilokalorien kcal	Fett g	Nährwert
Schokolade, Weiß + Crisp, *Ritter Sport*	536	30,0	FK
Schokolade, weiße Crisp, *Nestlé*	540	29,9	FK
Schokolade, zartherb, *Milka*	545	36,0	FK
Schokoladenpudding, Gala, *Dr. Oetker*, 1 Port.	150	2,7	K
Schokoladen-Sahne-Torte, TK, *Coppenrath & Wiese*, 1 St.	358	22,2	FK
Schokoladen-Zwieback, zartbitter, *Brandt*, 1 St.	82	3,4	FK
Schokoladen-Zwieback, zartbitter, *Brandt*	341	19,0	FK
Schokomüsli, *Kölln*	406	11,3	K
Schokomüsli, 30 % weniger Zucker, *Kölln*	398	11,3	K
Schokomüsli, glutenfrei, *3 Pauly*	404	11,0	K
Schoko-Nuss-Creme, Bio, *Alnatura*	601	44,5	FK
Schokopudding mit Vanillasoße, *Müller*	107	2,4	K
Schoko-Reiswaffel, Vollmilch, Bio, *Alnatura*	501	25,1	FK
Schoko-Reiswaffeln, Vollmilch, Bio, *Dennree*	500	25,0	FK
Schoko-Reiswaffeln, Zartbitter, Bio, *Dennree*	491	25,0	FK
Schoko-Split, *Eismann*, 1 Port.	115	6,1	FK
Schoko-Toffees, *Storck*, 1 St.	42	1,9	FK
Schoko-Waffelröllchen, Bio, *Alnatura*	459	20,6	FK

Lebensmittel (verzehrbarer Anteil)	Kilokalorien kcal	Fett g	Nährwert
Schoko-Wolke, BM, *Dr. Oetker*, 1 St.	206	8,2	FK
Scholle	86	1,9	E
Scholle, Pazifische, Naturfilets, TK, *Iglo*, Port.	60	0,6	E
Schollenfilet, TK, *Eismann*	87	2,0	E
Schorle, rot oder weiß, 0,25 l	93	0	
Schupfnudeln, Schwäbische, *Bürger*	193	2,3	K
Schupfnudeln, *Steinhaus*	134	2,0	K
Schwäbische Käsespätzle, Wirtshaus, *Maggi*, 1 Port.	246	4,7	K
Schwämme (Pilze), getr., 10 g, i.D.	11	0,3	BE
Schwammerl, i.D.	18	0,5	BM
Schwartenmagen, i.D.	254	21,9	F
Schwarzbrot mit Teff, glutenfrei, *3 Pauly*, 1 Scheibe	142	3,0	BK
Schwarze Johannisbeere-Fruchtaufstrich, 30 % weniger Kalorien, *Schneekoppe*	169	0,1	K
Schwarzer Tee	0	0	M
Schwarzwälder Kirschtorte, 1 St.	590	38,0	FK
Schwarzwälder Kirschtorte, TK, *Coppenrath & Wiese*, 1 St.	299	14,1	FK
Schwarz-Weiß-Gebäck, Frischteig, gebacken, *Nestlé*	533	29,0	FK
Schwarzwurzel	16	0,4	MV

Lebensmittel (verzehrbarer Anteil)	Kilokalorien kcal	Fett g	Nährwert
Schwedenmilch, Bio, *Heirler*, 1 Becher, 500 g	310	17,5	EF
Schwedensalat, mit Tofu, *Vitaquell*	250	22,0	EF
Schweinebacke	539	55,5	F
Schweinebauch	261	21,1	F
Schweinebraten, Menüschale, *Erasco*, 1 Port.	374	13,9	EF
Schweinebratensoße, *Maggi*, 1 Port., 100 ml	41	2,2	F
Schweinefilet	104	2,0	E
Schweinefleisch, Bug, Schulter	217	16,5	EF
Schweinefleisch, Flomen (Bauchfett)	854	94,4	F
Schweinefleisch, Hals, Kamm	191	13,8	EF
Schweinefleisch, Schlegel, Keule	274	22,9	F
Schweinegeschnetzeltes, *Du darfst*, 1 Port.	328	8,8	E
Schweinegulaschtopf mit Nudeln, *Buss*	85	2,7	EK
Schweinehaxe, hintere (Eisbein)	186	12,2	EF
Schweinehaxe, vordere	178	10,8	EF
Schweineherz	97	2,6	E
Schweinehirn	123	9,0	EF
Schweinekopf	299	26,2	F
Schweinekotelett	150	5,2	EF
Schweineleber	129	4,5	EF
Schweinelunge	114	6,7	EF
Schweinemett	279	22,5	EF
Schweineniere	96	3,2	E
Schweineoberschale	106	1,9	E
Schweinerücken	133	5,2	EF
Schweineschmalz, 1 EL	180	19,9	F

Lebensmittel (verzehrbarer Anteil)	Kilokalorien kcal	Fett g	Nährwert
Schweineschnitzel	106	1,9	E
Schweinezunge	158	10,3	EF
Schweinswürstchen, 1 Paar, 70 g	207	19,8	F
Schweizer Bio-Müesli Frucht-Nuss Crunch, Bio, *Familia*	431	14,0	BK
Schweizer Bio-Müesli Schoko-Amaranth, Bio, *Familia*	465	19,0	BF
Schwertfisch	117	4,4	EF
Schweser	99	3,4	EF
Schwip Schwap, Cola + Orange, *Pepsi*, 0,25 l	100	0	K
Schwip Schwap, Cola + Orange ohne Zucker, *Pepsi*, 0,25 l	4	0	
Scotch Whisky, 40 %, 4 cl	99	*	
Sechs-Korn-Brot, BM, *Aurora*	242	2,2	K
Seeaal, geräuchert	167	7,0	EF
Seehecht	94	2,5	E
Seehechtfilet in Dillsauce, Menüschale, *Sonnen Bassermann*, 1 Port.	316	16,4	EF
Seelachs, geräuchert	98	0,8	E
Seelachs, Naturfilets, TK, *Iglo*	81	0,9	E
Seelachs (Köhler)	81	0,9	E
Seelachs in Öl, abgetropft	150	8,0	EF
Seemanns-Schmaus, TK, *Iglo*, 1 St.	192	11,0	EF
Seeteufel	66	0,7	E
Seewolf	81	2,0	E
Seezunge	82	1,4	E
Seitanmedaillons, Bio, *Alnatura*	127	1,5	E
Sekt, halbtrocken	80	*	
Sekt, süß	85	*	
Sekt, trocken	75	*	
Selchkarré	315	28,0	F
Selchspeck	621	65,0	F
Sellerie, Dose	16	0,3	BM
Sellerie, Knollen-	19	0,3	BM
Sellerie, Stauden-	15	0,2	BV
Selleriesalat, *Hengstenberg*	30	0,2	B
Selleriesalat, leicht, *Kühne*	24	0,3	B
Selleriesalat, *Specht*	34	0,2	B
Semmel, 1 St., 30 g	82	0,6	K
Semmelbrösel	349	1,0	K
Semmelbrösel, 1 EL	52	0,2	K
Semmelknödel im Kochbeutel, FP, *Maggi*, 1 Port.	228	2,5	K
Semmelknödel im Kochbeutel, FP, *Pfanni*, 1 Port., 2 St.	260	7,0	K
Semmelmehl, 1 EL	54	0,3	K
Senf, Delikatess-, *Thomy*	117	7,0	F
Senf, Ganzkorn, Bio, *Zwergenwiese*	142	9,6	F
Senf, scharf, *Thomy*	179	11,8	F
Senf, süß, *Thomy*	173	5,6	
Senf, süß, Bio, *Zwergenwiese*	250	5,9	
Senfgurken, *Specht*	44	0,2	
Sepia, Tintenfisch	73	0,9	E
Sesam-Knäckebrot, *Wasa*, 1 Scheibe	60	1,5	K
Sesam-Krokantriegel, Bio, *Alnatura*, 1 St.	140	7,3	FK

Lebensmittel (verzehrbarer Anteil)	Kilokalorien kcal	Fett g	Nährwert
Sesamöl	900	100	FV
Sesamöl, 1 EL	90	10,0	FV
Sesamöl, *Mazola*	828	92,0	FV
Sesamöl, nativ, Bio, *Naturata*	884	100	FV
Sesamsamen, 1 EL	57	5,0	F
Sharonfrucht	72	0,3	V
Sherry cream, 5 cl	70	0	
Sherry dry, 5 cl	59	0	
Sherry medium, 5 cl	60	0	
Shiitake-Pilz, frisch	42	0,2	B
Shrimps, ausgelöst	87	1,4	E
Shrimps-Salat, *Du darfst*	199	14,7	EF
Side Car, 8 cl	161	+	
Silberzwiebel, eingelegt, 1 St.	2	0	
Simonsbrot	188	1,0	B
Simonsbrot, 1 Scheibe, 40 g	75	0,4	B
Skittles, Fruits, *Wrigley*, 1 Pkg., 45 g	182	1,9	K
Slibovitz, 38 %, 2 cl	60	0	
Smacks, *Kellogg's*, 1 Port. (30 g + 125 ml fettarme Milch)	174	2,5	K
Smarties, *Nestlé*	468	17,5	FK
Smarties, *Nestlé*, 1 Port., 20 g	94	3,5	FK
Smarties Mini, *Nestlé*, 1 Pkg.	67	2,6	FK
Smarties Pop up Eiscreme, *Schöller*, 1 St.	122	5,0	FK
Smiles, TK, *McCain*	209	9,0	FK
Smoothie Ananas-Banane-Kokosnuss, *Innocent*, 1 Becher	163	1,8	KM
Smoothie Beerenfrucht, Bio, *Alnatura*, 1 Becher	178	0,3	KV
Smoothie Brombeere-Kirsche, *Fruchtbar*, 1 Flasche	178	1,0	KV
Smoothie Heidelbeere & Cranberry, *Chiquita*, 1 Becher	160	0,3	KV
Smoothie Mango & Passionsfrucht, *Chiquita*, 1 Becher	150	0,3	KV
Smoothie Mango-Banane, Bio, *Alnatura*, 1 Becher	224	0,3	KV
Smoothie Orange-Karotte-Mango, *Innocent*, 1 Becher	148	1,8	KV
Snickers, *Mars*, 1 St., 50 g	242	11,4	FK
Snickers Eisriegel, *Mars*, 1 St.	180	10,5	FK
Sodawasser	0	0	
Soft Cake Himbeer, *Griesson*, 1 St.	50	1,3	K
Soft Cake Orange, *Griesson*, 1 St.	50	1,3	K
Softeis, 1 Port., 50 g	58	1,5	K
Soja Cuisine, *Alpro Soja*	174	17,3	F
Soja Cuisine Light, *Alpro Soja*	72	5,2	F
Soja-Aufstrich Champignon, Bio, *Alnatura*	236	19,5	F
Soja-Aufstrich wie feine Leberwurst, Bio, *Alnatura*	241	20,0	F
Sojabohnen, roh	330	18,3	EF
Sojabohnensprossen	50	1,0	MV

Lebensmittel (verzehrbarer Anteil)	Kilokalorien kcal	Fett g	Nährwert
Sojabohnensprossen, Dose	41	1,0	
Sojabrot, 1 Scheibe, 40 g	144	9,3	EF
Sojabrotaufstrich, 70 % Fett, *Sojola*	630	70,0	F
Sojadessert, Schoko feinherb, *Alpro Soja*, 1 Becher	115	2,9	EK
Sojadessert, Schoko mildfein, *Alpro Soja*, 1 Becher	110	3,0	EK
Sojadessert, Schoko, Bio, *Vitaquell*	97	1,7	EK
Sojadessert, Vanille, *Alpro Soja*, 1 Becher	105	2,3	EK
Sojadessert, Vanille, *Vitaquell*	92	1,8	EK
Sojadrink, light, fresh, *Alpro Soja*	26	1,2	E
Sojadrink, natur, Bio, *Vitaquell*	36	2,2	EF
Sojadrink, Orginal mit Calcium, *Alpro Soja*	39	1,8	E
Sojadrink, Schokolade, *Alpro Soja*	63	1,8	E
Sojadrink, ungesüßt, *Alpro Soja*	32	1,8	E
Sojadrink, Vanilla, *Alpro Soja*	55	1,7	EK
Sojafilet, paniert, *Eden*	171	5,0	E
Sojafleisch, Trocken, i.D.	249	2,2	BE
Sojaflocken, 1 EL	47	2,0	EF
Soja-Halbfett-margarine, *Sojola*	362	39,0	F
Soja-Joghurtalternative, natur, *Alpro Soja*	50	2,3	EF
Soja-Joghurtalternative, Pfirsich, *Alpro Soja*	77	2,4	EK

Lebensmittel (verzehrbarer Anteil)	Kilokalorien kcal	Fett g	Nährwert
Sojakäse, Tofu	85	4,8	EF
Sojamehl	361	20,6	EF
Sojamilch, 0,2 l	106	3,6	EF
Sojaöl, Bio, *Vitaquell*	819	91,0	F
Sojaöl, Bio, *Vitaquell*, 1 EL	82	9,1	F
Sojapflanzenfleisch, Trocken	249	2,2	BE
Sojasauce, 1 EL	16	0,8	EF
Soja-Schnetzel, grob, Bio, *Dennree*	355	8,3	E
Sojasprossen	50	1,0	MV
Sojawurst, i.D.	313	27,3	EF
Solero Exotic, *Langnese*, 1 St.	99	2,5	K
Solruta Sesam, *Wasa*, 1 Scheibe	105	2,5	BK
Sommergemüse, TK, Bio, *Alnatura*	37	0,3	MV
Sonne & Olive, *Thomy*	825	91,7	F
Sonnenblumenkern-brötchen, *Kamps*, 1 St.	357	14,1	FK
Sonnenblumenkerne	580	49,0	FV
Sonnenblumenkerne, 1 EL	87	7,4	FV
Sonnenblumenöl	900	100	F
Sonnenblumenöl, 1 EL	90	10,0	F
Soße zu Braten, *Maggi*, 1 Port., 100 ml	38	1,7	K
Sour cream, mit Frühlingskräutern, *Milram*	149	10,9	E
Spaghetti, roh	362	1,2	K
Spaghetti Bolognese, FP, *Weight Watchers*, 1 Port.	284	2,5	KV
Spaghetti Carbonara, FP, *Knorr*, 1 Port.	340	8,0	K

Lebensmittel (verzehrbarer Anteil)	Kilokalorien kcal	Fett g	Nährwert
Spaghetti Wildlachs, TK, *Apetito*, 1 Port.	520	16,0	EK
Spaghettieis-Becher, *Eismann*, 1 Port.	188	8,3	FK
Spargel	18	0,2	MV
Spargel, Dose	13	0,1	MV
Spargelabschnitte, Libbys, *Nestlé*	4	0,1	MV
Spargelcremesuppe, *Buss*	54	3,9	F
Spargelcremesuppe, *Erasco*, 1 Port.	110	7,5	F
Spargelcremesuppe, *Knorr*, 1 Port.	130	8,0	FK
Spargelcremesuppe, fettarm, *Maggi*, 1/4 l	75	1,8	K
Spargelköpfe, Libbys, *Nestlé*	8	0,1	MV
Spätzle, *Birkel*	291	2,0	EK
Spätzletopf mit Linsen, *Erasco*, 1 Port.	272	8,0	EK
Spätzli, *Hilcona*	150	1,2	K
Special K Classic, *Kellogg's*, 1 Port. (30 g + 125 ml fettarme Milch)	173	2,5	K
Speck, durchwachsen	621	65,0	F
Speisestärke, 1 TL	17	+	K
Speisestärke, Weizenstärke	347	0,1	K
Spekulatius, glutenfrei, *Glutano*, 1 St.	29	1,0	FK
Spekulatius aus Mürbeteig, 1 St.	49	2,6	FK
Spiegelei, 1 St.	119	10,1	F
Spinat	16	0,3	BV
Spinat, jung, TK, incl. Milch, *Iglo*, 1 Port., 150 g	90	4,5	BV
Spinat, Rahm-, TK, *Iglo*, 1 Port., 170 g	94	4,4	FV
Spinat-Käse-Taschen, Bio, *Alnatura*	222	12,2	FK
Spiralen, 7 Hühnchen, *Birkel*	358	2,0	EK
Spirli-Nudeln, *Erasco*, 1 Port.	260	6,4	K
Spitzkohl	23	0,3	BV
Sprite, *Coca-Cola*, 0,25 l	93	0	K
Spritzgebäck, 1 St., 10 g	53	3,3	FK
Sprossen, Getreide-, i.D.	68	0,4	M
Sprotte	216	16,6	EF
Sprotte, geräuchert	243	18,4	EF
Squash	26	0,2	MV
Stachelbeere	37	0,2	BV
Stangenkäse, Doppelrahmstufe	377	34,7	F
Starkbier, 0,5 l	300	0	
Stärkemehl	347	0,1	K
Stärkemehl, 1 TL	17	0	K
Staubzucker	400	0	K
Staubzucker, 1 EL	40	0	K
Staubzucker, 1 TL	20	0	K
Staudensellerie	15	0,2	BV
Steakhouse-Pfanne, TK, *Frosta*	121	5,1	FK
Steaklets, TK, *Iglo*, 1 Port., 2 St.	371	26,0	EF
Steaksoße, *Kühne*	98	0,2	K
Steckmuschel	54	1,3	E
Steckrübe	34	0,2	BV
Steckrübentopf, *Buss*	47	1,5	
Steinbeißer	80	1,9	E
Steinbeißer, geräuchert	124	3,6	E
Steinbutt	82	1,7	E

Lebensmittel (verzehrbarer Anteil)	Kilokalorien kcal	Fett g	Nährwert
Steinmetzbrot	211	0,8	B
Steinmetzbrot, 1 Scheibe, 40 g	84	0,3	B
Steinpilz	27	0,4	BE
Steinpilz, getr., 10 g	16	0,3	B
Steinpilzcremesuppe, *Lacroix*, 1 Port.	118	8,8	F
Steinpilz-Hefebrühe, zubereitet, *Vitam*	6	0,4	
Stelze, Schweinshaxe	186	12,2	EF
Sternchensuppe, *Knorr*, 1 Port.	100	1,0	K
Stevia Streusüße, *Natreen*, 1 TL	3	0	
Stielmus	24	0,3	V
Stockfisch	339	2,5	E
Streich, Brotzeit, Bio, *Zwergenwiese*	290	26,9	F
Streich, Curry, Bio, *Zwergenwiese*	341	32,4	F
Streich, Rote Bete-Meerettich, Bio, *Zwergenwiese*	235	20,4	F
Streich, Rucola, Bio, *Zwergenwiese*	316	30,4	F
Streich, Schnittlauch, Bio, *Zwergenwiese*	352	33,9	F
Streich, Shiitake, Bio, *Zwergenwiese*	257	23,9	F
Streichcreme Aubergine, Bio, *Alnatura*	280	25,8	F
Streich's drauf, Bruschesto, Bio, *Zwergenwiese*	347	33,0	F
Streich's drauf, Chilinake, Bio, *Zwergenwiese*	222	20,0	F
Streich's drauf, Tomesan, Bio, *Zwergenwiese*	314	30,0	F
Streuselkuchen, BM, *Dr. Oetker*, 1 St.	230	7,7	K
Streusüße, *Canderel*, 1 TL	2	0	
Studentenfutter, Bio, *Naturata*, 1 Port., 30 g	134	12,3	FK
Studentenfutter original, *Ültje*, 1 Port., 30 g	168	11,0	FK
Studentenfutter Special, *Lorenz*, 1 Port., 30 g	152	9,6	FK
Studentenfutter süß & salzig, *Ültje*, 1 Port., 30 g	168	11,0	FK
Südwein, 5 cl, i.D.	70	0	
Sultaninen	266	0,6	BK
Sultaninen, 1 EL	27	0,1	BK
Sülzwurst	171	8,3	EF
Suppe, gebunden (Beutel), 1 Port., i.D.	70	3,0	F
Suppe, gebunden (Dose), 1 Port., i.D.	70	3,0	F
Suppe, kalorienarm, 1 Port., i.D.	40	0	
Suppe, s. a. einzelne Sorten			
Suppengemüse, TK, *Iglo*	31	0,5	B
Suppengemüse mit Gemüsebrühe, TK, *Iglo*	123	11,0	F
Suppengrün, frisch	24	0,3	V
Suppenmaultaschen, *Bürger*	213	5,4	K
Suppenmaultaschen mit Gemüse, *Bürger*	179	0,9	K
Surspeck	315	28,0	F
Süsette (Cyclamat)	0	0	

Lebensmittel (verzehrbarer Anteil)	Kilokalorien kcal	Fett g	Nährwert
Sushi, TK, *Costa*, 1 Port.	350	4,6	E
Süße flüssig, *Natreen*, 8 Tropfen	0	0	
Süße Mäuse, Schaumzucker, *Haribo*, i.D.	363	0,1	K
Süße Tabletten, *Natreen*, 1 St.	0	0	
Süße zum Streuen, *Natreen*, 1 TL	2	0	
Süßkirschen, Glas, *Natreen*	36	0,2	K
Süßkraft fest, *Schneekoppe*	37	0	
Süßkraft flüssig, *Schneekoppe*	1	0	
Süßmost, 0,2 l, i.D.	160	0	
Swiss Yogurt, *Emmi*, i.D.	105	2,5	EK
Sylter Happen, mit Äpfeln und Zwiebeln, *Homann*	225	17,1	F
Tabasco, 1 TL	0	0	
Taccos, *Chio*	476	21,0	FK
Tacitos Tortilla-Chips, Tomate-Chili, *Lorenz*	495	25,0	FK
Tafeltrauben	67	0,3	M
Tafelwasser	0	0	
Tagliatelle, *Hilcona*	264	1,7	K
Tagliatelle Wildlachs, TK, *Frosta*	99	3,5	FK
Tagliolini con Gamberi e Zuccine, TK, *Iglo*, 1 Port.	635	21,0	K
Taleggio, *Galbani*	307	25,0	EF
Talg, Hammel-	747	81,3	F
Talg, Rinder-	896	99,5	F
Tamarillo	56	0,8	V
Tamarillo, 1 St., 80 g	45	0,6	V

Lebensmittel (verzehrbarer Anteil)	Kilokalorien kcal	Fett g	Nährwert
Tamarinde, 25 g	60	0,1	BK
Tangerine	46	0,3	V
Tangerine, 1 St., 50 g	23	0,2	V
Tapiokastärke, 1 EL	52	+	K
Taro, Wasserbrotwurzel	100	0,2	B
Tatar, Rindfleisch	112	3,0	E
Taube	169	9,5	EF
Tee	0	0	M
Teegrog, 0,2 l	133	0	K
Teelikör, 35 %, 2 cl	57	0,1	
Teepunsch, 0,2 l	133	0	K
Teewurst, fein, *Du darfst*	310	27,0	F
Teewurst, fein, *Rügenwalder Mühle*	421	41,0	F
Teewurst, grob, *Du darfst*	310	27,0	EF
Teewurst, grob, *Rügenwalder Mühle*	366	33,0	F
Teigwaren, Eier-, (= 30 g)	106	0,8	K
Teigwaren, Eier-, roh	354	2,8	K
Teigwaren, eifrei, gekocht, (= 30 g)	109	0,4	K
Teigwaren, eifrei, roh	362	1,2	K
Teigwaren, glutenfrei, ohne Ei, *Schär*, i.D.	353	2,5	K
Tempeh, Bio, *Nagel*	165	9,2	EW
Tequila, 38 %, 2 cl	38	0	
Tête de Moine, 50 % Fett i. Tr.	386	32,0	EF
Thai Curry, Becher, *Du darfst*, 1 Port.	395	19,5	EF
Thailändische Gemüsesuppe, Leichter Genuss, *Sonnen Bassermann*	26	0,6	
Thai-Suppe Bangkok, *Buss*	34	1,4	

Lebensmittel (verzehrbarer Anteil)	Kilo-kalorien kcal	Fett g	Nährwert
Thousand Islands Dressing, *Kühne*	269	23,0	F
Thunfisch, frisch	226	15,5	EF
Thunfisch in Öl	283	20,9	EF
Thunfischsalat, *Homann*	239	19,5	EF
Thymian, 1 EL	5	0,1	
Tiefseehummer	81	1,9	E
Tilapiafilet, TK, *Costa*	82	2,0	E
Tilsiter, 16 % Fett absolut, *Du darfst*	260	16,0	EF
Tilsiter, 30 % Fett i. Tr., 20 g	54	3,4	EF
Tilsiter, 45 % Fett i. Tr., 20 g	72	5,5	EF
Tintenfisch	73	0,9	E
Tintenfischringe in Knusperpanade, TK, *Costa*, 1 Port.	265	3,8	E
Tiramisu, *Zott*, 1 Becher	237	13,6	FK
Toblerone, dunkel	500	30,0	FK
Toblerone, Milch	525	29,0	FK
Toblerone, weiß	535	29,0	FK
Toffifee, *Storck*, 1 St.	43	2,4	FK
Tofu	85	4,8	EF
Tofubratlinge Dinkel, Bio, *Alnatura*	273	18,6	EF
Tofu-Bratwurst, *Vitaquell*, 1 St.	331	31,0	EF
Tokaji Aszu, 3-buttig, 5 cl	62	0	
Tokaji Aszu, 4-buttig, 5 cl	85	0	
Tokayer, 5 cl	76	0	
Tom Collins, (5 cl Gin), 0,2 l	193	+	K
Tomate	17	0,2	V
Tomate, 1 St., 50 g	8,5	0,1	V
Tomate, Dose	19	0,2	V
Tomate, getr., in Öl, *Alnatura*	470	46,2	F
Tomate Total, Makkaroni mit 4x Tomate, *Apetito*, 1 Port.	371	8,1	K
Tomaten, passiert, *Oro di Parma*	33	0,2	V
Tomaten, stückig, *Oro di Parma*	23	0,2	V
Tomatencremesuppe, *Buss*, 1/4 l	165	9,0	FV
Tomatencremesuppe, *Erasco*, 1/4 l	101	4,1	FV
Tomatencremesuppe, *Maggi*, 1/4 l	75	0,7	K
Tomatenketchup, 1 EL, i.D.	19	+	K
Tomatenketchup, *Kraft*	110	0,4	K
Tomatenketchup, light, *Heinz*	74	0,1	
Tomatenmark, 1 EL	10	0,1	K
Tomatenmark, 3-fach konzentriert, *Oro di Parma*	113	0,6	K
Tomatensaft	17	0,1	V
Tomatensauce, Kinder-, Bio, *Zwergenwiese*	114	5,8	F
Tomatensauce Arrabbiata, Bio, *Zwergenwiese*	29	0,3	FV
Tomatensauce für Spaghetti Napoli, FP, *Knorr*	150	2,5	K
Tomatensauce Mozzarella, *Buitoni*	125	9,8	F
Tomatensauce Napoli, Bio, *Zwergenwiese*	81	4,3	F
Tomatensauce Ricotta, Bio, *Alnatura*	112	6,7	F

Lebensmittel (verzehrbarer Anteil)	Kilokalorien kcal	Fett g	Nährwert
Tomatensauce Vegetarische Bolognese, Bio, *Zwergenwiese*	74	1,1	E
Tomatensoße, gebunden, 1/4 l	154	6,0	F
Tomatensuppe mit Reis, Meisterklasse, *Maggi*, 1/4 l	93	0,5	K
Tomatensuppe Toscana, *Knorr*, 1 Port.	130	6,0	F
Tomato al Gusto Basilikum, *Knorr*	25	0,4	K
Tomato al Gusto Kräuter, *Knorr*	35	0,8	K
Tomato al Gusto Tomaten-Bolognese, *Knorr*	65	3,0	F
Tonic Water, *Schweppes*	38	0	K
Topfen, 20 % Fett i. Tr.	109	5,1	EF
Topfen, 20 % Fett i. Tr., 1 EL	27	1,3	EF
Topfen, 40 % Fett i. Tr.	160	11,4	EF
Topfen, 40 % Fett i. Tr., 1 EL	40	2,9	EF
Topfen, mager	72	0,3	E
Topfen, mager, 1 EL	18	0,1	E
Topfinito Asia-Reis süß-sauer, *Maggi*, 1 Port.	334	5,7	K
Topfinito Kartoffelsuppe mit Würstchen, *Maggi*, 1 Port.	338	19,4	FK
Topinambur	30	0,4	B
Toppas, *Kellogg's*, 1 Port. (40 g + 125 ml fettarme Milch)	205	3,0	K
Torfbeere	35	0,7	V
Tortelett, 25 g	130	7,0	FK
Tortelloni Carne, *Hilcona*, 1 Port.	461	7,5	EK
Tortelloni Formaggio, *Hilcona*, 1 Port.	0	9,5	K
Tortelloni Pomodoro e Mozzarella, *Hilcona*, 1 Port.	464	7,0	K
Tortelloni Ricotta e Spinaci, *Hilcona*, 1 Port.	461	5,8	K
Tortencreme, Erdbeer-Sahne, FP, *Dr. Oetker*	250	20,9	FK
Tortenguss fix, FP, *Dr. Oetker*, i.D.	63	0	K
Tortenpfirsiche in Schnitten, Libbys Obstkonserven, *Nestlé*	72	0,1	K
Tortilla Chips, *Chio*, i.D.	476	22,0	FK
Tortilla Española, Mini, *Steinhaus*, 1 St.	286	18,6	FK
Toskana-Bällchen, vegetarisch, Bio, *Alnatura*	228	10,8	EF
Trappistenkäse, 45 % Fett i. Tr.	342	26,8	EF
Traubenkernöl, kaltgepresst, Bio, *Vitaquell*	819	91,0	F
Traubensaft, 0,2 l	136	+	KV
Traubensaft, frisch gepresst, 0,2 l	140	0,5	KV
Traubenzucker, 1 EL	60	0	K
Traubenzucker, 1 Täfelchen, 5 g	20	0	K
Trinkbranntwein, 39 %, 2 cl, i.D.	42	*	
Trockenbeerenauslese, i.D.	98	0	
Trockeneigelb, 10 g	67	5,9	F
Trockeneiweiß, 10 g	34	+	E
Trockenhefe, 7 g	20	0,1	

Lebensmittel (verzehrbarer Anteil)	Kilo-kalorien kcal	Fett g	Nährwert
Trockenkartoffel	321	0,5	BK
Trockenobst, i.D.	255	1,0	BK
Trockenpflaume, entsteint	222	0,6	BK
Trockenpflaume, entsteint, 1 St.	18	0	BK
Trockenvollei, 10 g	57	4,2	EF
Tropenfrüchte, *Katjes*	328	0,2	K
Tropifrutti, *Haribo*, i.D.	349	0,1	K
Trüffel	27	0,5	B
Trüffelleberwurst	321	28,6	F
Trüffelpraline, 1 St.	70	4,2	FK
Truthahn	157	8,5	EF
Truthahn, s.a. Pute			
Tuc Crackers, Classic, *Griesson*, 1 St.	24	1,1	FK
Tuc Crackers, Leichte, *Griesson*, 1 St.	17	0,4	K
Tuc Crackers, Sesam, *Griesson*, 1 St.	24	1,0	FK
Twix, *Mars*, 1 St., 25 g	124	6,0	FK
Twix, miniatures, *Mars*, 1 St., 10 g	49	2,4	FK
Twix-Eisriegel, *Mars*, 1 St.	139	7,9	FK
Tzatziki-Sauce, *Kühne*	196	18,0	F
Überguss, Schokolade	560	34,5	FK
Underberg, 44 %, 2 cl	49	0	
Urkorn-Müsli, Beeren, Bio, *Verival*	406	4,7	BK
Urkorn-Müsli, Nuss, Bio, *Verival*	353	7,4	BK
Ur-Süße, Bio, *Granovita*	376	0	K
Valess Schnitzel, 1 St.	173	8,2	EF
Valess Tomate-Mozzarella, 1 St.	174	7,5	FK
Vanilleflammeri, 1 Port.	186	6,3	FK
Vanillekipferl, Bio, *Sonnentor*	513	28,8	FK
Vanillekipferlteig, Frischteig, gebacken, *Nestlé*	493	26,7	FK
Vanilleschote, Bourbon, *Dr. Oetker*	240	13,5	F
Vanilletraum, *Ehrmann*, i.D.	126	4,0	K
Vanillezucker, Bourbon, *Dr. Oetker*, 1 TL	19	+	K
Vanillinzucker, *Dr. Oetker*, 1 TL	20	0	K
Vegane Leberwurst, *Granovita*	271	21,0	EF
Vegetabile Brotaufstriche, Bio, *Tartex*, i.D.	227	17,7	F
Vegetabile Saucen, Bio, *Tartex*, i.D.	69	5,5	F
Vegetarische Bolognese Klassik, Bio, *Alnatura*	99	3,3	EF
Vegetarische Bratwurst, *Granovita*	289	25,0	EF
Vegetarische Brotaufstriche, Bio, *Tartex*, i.D.	227	17,7	F
Vegetarische Frankfurter, Bio, *Alnatura*, 1 St.	135	7,5	EF
Vegetarische Leberwurst, *Granovita*	227	15,0	F
Vegetarische Salami, Bio, *Heirler*	315	26,3	F
Vegetarische Streichwurst mit Preiselbeeren, *Granovita*	231	15,0	F
Vegetarische Wiener, *Granovita*	252	20,0	F
Vegetarisches Frikassee, Bio, *Tartex*, 1 Dose	416	22,0	EF

Lebensmittel (verzehrbarer Anteil)	Kilokalorien kcal	Fett g	Nährwert
Vegetarisches Indisches Curry, Bio, *Tartex*, 1 Glas	198	8,3	F
Vegetarisches Schmalztöpfle, Bio, *Tartex*	827	89,0	F
Veggie-Aufschnitt Kräuter, Bio, *Alnatura*	218	13,0	EF
Veggie-Schmalz, Pflanzlich, Bio, *Vitaquell*	824	88,0	F
Veltliner, grüner, 0,25 l	154	0	
Verlorene Eier, 1 Port., 2 St.	185	13,4	EF
Viennetta Eiscreme, *Langnese*, i.D.	258	15,5	FK
Vier-Korn-Waffeln, Bio, *Alnatura*	391	3,6	K
Vitaburger, *Granovita*	245	11,6	EF
Vita-Flakes, *Schneekoppe*	367	0,9	KV
Vitagen, Pflanzenfett, Bio, *Vitaquell*	900	100	F
Vitalis 7 Korn-Müsli Beerenmischung, *Dr. Oetker*, 1 Port. (40 g + 60 ml fettarme Milch)	172	3,0	K
Vitalis Früchtemüsli, *Dr. Oetker*, 1 Port. (40 g + 60 ml fettarme Milch)	163	2,8	BK
Vitalis Knusper-Flakes, *Dr. Oetker*, 1 Port. (40 g + 60 ml fettarme Milch)	205	6,1	K
Vitalis Schokomüsli klassisch, *Dr. Oetker*, 1 Port. (40 g + 60 ml fettarme Milch)	193	5,8	K

Lebensmittel (verzehrbarer Anteil)	Kilokalorien kcal	Fett g	Nährwert
Vitalis weniger süß Knuspermüsli pur, *Dr. Oetker*, 1 Port. (40 g + 60 ml fettarme Milch)	203	7,2	FK
Vitalis weniger süß Schokomüsli, *Dr. Oetker*, 1 Port. (40 g + 60 ml fettarme Milch)	189	5,6	K
Vitasur Apfelessig-Kur, *Kühne*	55	0,1	
Vitazell, Diät-Pflanzenmargarine, *Vitaquell*	720	80,0	F
Vogelbeere (Ebereschenfrucht)	85	2,0	MV
Vollkornbrot mit Sonnenblumenkernen	231	3,9	B
Vollkornbrot mit Sonnenblumenkernen, 1 Scheibe, 40 g	92	1,6	B
Vollkornbrötchen, 1 St., i.D.	111	0,8	BK
Vollkornbrötchen Sunna, glutenfrei, *Schär*	260	10,4	FK
Vollkorn-Butter-Mandel-Keks, *3 Pauly*	493	24,0	FK
Vollkorn-Dreikorn-Toast, *Lieken Urkorn*, 1 Scheibe	64	1,1	BK
Vollkorn-Hafele-Keks, *3 Pauly*	477	22,0	FK
Vollkornkeks	440	20,0	FK
Vollkorn-Knäckebrot, mit Dinkel, Bio, *Naturata*	325	1,7	BK
Vollkornnudeln, *Birkel*, i.D.	350	2,8	EK

Lebensmittel (verzehrbarer Anteil)	Kilokalorien kcal	Fett g	Nährwert
Vollkornreis	345	2,2	BK
Vollkornschrotbrot, Roggen-, 1 Scheibe, 50 g	98	0,6	B
Vollkorn-Sonne, *Lieken Urkorn*, 1 Scheibe	141	3,7	BK
Vollkornspätzle, Dinkel-, *Alb Gold*	356	3,8	K
Vollkornzwieback, *Brandt*	383	6,0	BK
Vollkornzwieback, *Brandt*, 1 St.	36	0,6	BK
Vollmilch, 3,5 % Fett, 1 Glas	128	7,0	EF
Vollmilch-Joghurt, 3,5 % Fett	64	3,5	EF
Vollmilchpulver, 1 EL	49	2,6	EF
Vollrahm, 35 % Fett	346	36,0	F
Vollrahm, 35 % Fett, 1 EL	35	3,6	F
Vollrohrzucker, Bio, *Alnatura*	380	0	K
Vollwertkruste, BM, *Aurora*	230	2,2	BK
Vorzugsmilch, 3,8 % Fett, 0,25 l	168	9,5	EF
Wacholderschinken, *Herta*	111	3,0	E
Wacholderschinken, Puten-, *Höhenrainer*	177	11,0	EF
Wacholderschnaps, 32 %, 2 cl	42	0	
Wachsbohnen	32	0,2	BV
Wachsbrechbohnen, *Bonduelle*	23	0,3	B
Wachtel	110	2,3	E
Wackelpudding, Himbeer, *Müller*, 1 Becher	91	0	K
Wackelpudding, Waldmeister, *Müller*, 1 Becher	80	0	K
Waffeletten, Vollmilch, *Bahlsen*	532	29,0	FK
Waffeln-Teig-Mix in der Shakerflasche, FP, *Mondamin*, 1 Port.	240	10,0	FK
Waldbeere-Mehrfrucht-saft, Bio, *Voelkel*	48	0,2	V
Waldhonig	306	0	K
Waldhonig, 1 TL	31	0	K
Waller	163	11,3	EF
Walliser Roggenbrot	207	1,1	B
Walnuss	663	62,5	FV
Walnuss, 5 St., 20 g	133	12,5	FV
Walnuss, kandiert	471	21,9	FK
Walnussessig, *Hengstenberg*	21	0	
Walnuss-Käsepastete, 50 % Fett i. Tr.	314	28,0	EF
Walnussöl, 1 EL	90	10,0	FV
Walnussöl, *Vitaquell*	819	91,0	FV
Wasabi-Crispers, *Ültje*, 1 Port., 30 g	157	9,9	F
Wasser	0	0	
Wasserkastanie	64	0,3	BK
Wassermelone	37	0,2	M
Wedges, TK, Bio, *Dennree*	153	3,5	K
Wegerich, Breit-	25	0,4	BM
Weggli, 1 St., 30 g	82	0,6	K
Weichsel	53	0,5	V
Weichsel, Glas	83	0,2	K
Weichselkonfitüre, 1 TL	25	+	K
Weichselkonfitüre, kalorienarm, 1 TL	12	+	K
Weihnachtsstollen, i.D.	346	13,0	FK
Weinbeeren, getr.	292	0,6	BK

Lebensmittel (verzehrbarer Anteil)	Kilokalorien kcal	Fett g	Nährwert
Weinbergschnecke	64	0,4	E
Weinbrand, 38 %, 2 cl	48	*	
Weinbrandbohne, 1 St.	58	0,9	K
Weinbrandkirsche, 1 St.	60	1,1	K
Weinessig, 1 EL	4	0	
Weingummi, *Haribo*, i.D.	343	0,1	K
Weinkäse, Knirps, 45 % Fett i. Tr., *Bauer*	295	23,0	EF
Weinsauerkraut Mildessa, *Hengstenberg*	22	0,1	BV
Weinsauerkraut Mildessa Ananas, 3 Minuten, *Hengstenberg*	26	+	BV
Weinsauerkraut Mildessa Speck, 3 Minuten, *Hengstenberg*	33	1,6	BV
Weinschorle, rot oder weiß, 0,25 l	93	0	
Weintrauben	67	0,3	K
Weißbier, 0,5 l	230	0	
Weißbrot	236	1,2	K
Weißbrot, 1 Scheibe, 30 g	71	0,4	K
Weißbrötchen, 1 St., 30 g	82	0,6	K
Weiße Bohnen, *Bonduelle*	87	0,6	BE
Weiße Rübe	25	0,2	V
Weißkraut	25	0,2	BV
Weißkrautsalat mit Speck und Zwiebeln	93	7,7	BF
Weißwein, deutsch, halbtrocken, 0,25 l, i.D.	183	0	
Weißwein, deutsch, trocken, 0,25 l, i.D.	150	0	
Weißweinessig, *Hengstenberg*	20	0	
Weißwurst, Münchner, 1 St., 60 g	172	16,2	F
Weißwurst, vegetarisch, *Vitaquell*, 1 St.	218	21,6	F
Weizen, ganzes Korn	297	1,8	BK
Weizen, gepufft, Bio, *Alnatura*	378	2,0	K
Weizenbier, 0,5 l	230	0	
Weizenbier, alkoholfrei, 0,5 l	130	0	
Weizenbrötchen, 1 St., 30 g	82	0,6	K
Weizenbrötchen, TK, *Coppenrath & Wiese*, 1 St.	135	1,1	BK
Weizendiät, Vollkorn, *Dr. Ritter*	387	8,5	BE
Weizenflocken	313	2,0	BK
Weizenflocken, 1 EL	31	0,2	BK
Weizengrieß	328	1,0	BK
Weizenin, Weizenpuder	349	0,1	K
Weizenin, Weizenpuder, 1 EL	52	0	K
Weizenkeime	312	9,2	BV
Weizenkeime, 1 EL	31	0,9	BV
Weizenkeimöl, *Naturata*	884	100	F
Weizenkeimöl, kaltgepresst, *Vitaquell*	819	91,0	FV
Weizenkleie, *Schneekoppe*	267	5,0	B
Weizenmehl, Type 405, Bio, *Alnatura*	347	1,0	K
Weizenmehl, Type 550, Bio, *Alnatura*	349	1,1	K

Lebensmittel (verzehrbarer Anteil)	Kilokalorien kcal	Fett g	Nährwert
Weizenmehl, Type 1050, Bio, *Alnatura*	344	1,8	BK
Weizenmischbrot, 1 Scheibe, 40 g	90	0,4	BK
Weizenschrot	302	2,0	BK
Weizenschrotbrot	204	1,0	BK
Weizenschrotbrot, 1 Scheibe, 50 g	102	0,5	BK
Weizenspeisekleie	178	4,7	B
Weizenspeisekleie, 1 EL	18	0,5	B
Weizenstärke	347	0,1	K
Weizenstärke, 1 TL	26	0	K
Weizenvollkornbrot	204	1,0	BK
Weizenvollkornbrot, 1 Scheibe, 50 g	102	0,5	BK
Wels	163	11,3	EF
Wermut, süß, 5 cl	78	0	
Wermut, trocken, 5 cl	63	0	
Werther's Original, Minis zuckerfrei, *Storck*, 1 St.	9	0,3	K
Werther's Original, Sahnebonbons, *Storck*, 1 St.	22	0,4	K
Westberg, 45 % Fett i. Tr.	352	27,6	EF
Westlight, 30 % Fett i. Tr.	271	18,5	EF
Whiskey, Bourbon, 40 %, 4 cl	115	0	
Whiskey, Malt, 43 %, 4 cl	120	0	
Whiskey, Scotch, 40 %, 4 cl	100	0	
Whisky Sour, 8 cl	174	+	
White Lady, 9 cl	172	+	
Wiener Hörnchen, Hefeteig, 1 St.	150	4,4	K

Lebensmittel (verzehrbarer Anteil)	Kilokalorien kcal	Fett g	Nährwert
Wiener Melange, *Nestlé*, 1 Tasse	72	2,1	K
Wiener Würstchen, 1 Paar, 70 g	207	19,8	F
Wiener Würstchen, *Weight Watchers*, 1 St.	70	4,5	EF
Wildente	227	17,2	EF
Wildgans	342	31,0	F
Wildgeflügel, i.D.	130	4,0	E
Wildlachs mit Tagliatelle, TK, *Iglo*, 1 Port.	328	5,6	EK
Wildlachs Naturfilets, TK, *Iglo*	103	2,0	E
Wildpastete, i.D.	255	17,1	EF
Wildreis	338	2,0	BM
Wildschwein	162	9,3	EF
Windbeutel, mini, TK, *Eismann*	324	24,1	FK
Winzerbrot mit Teff, glutenfrei, *3 Pauly*, 1 Scheibe	130	2,4	K
Wirsing, Rahm-, TK, *Iglo*	57	3,2	FV
Wirsing (Wirz)	25	0,4	BV
Wirsingroulade, *Du darfst*, 1 Port.	233	8,6	EF
Wirsingtopf, *Sonnen Bassermann*	37	1,2	
Wodka, 40 %, 2 cl	43	0	
Wolfsbarsch	112	3,5	E
Wölkchen Schoko-Haselnuss, *Dr. Oetker*, 1 Becher	171	8,4	FK
Wölkchen Vanille, *Dr. Oetker*, 1 Becher	159	7,8	FK
Wölkchen Vanille-Geschmack, -30 % Kalorien, *Dr. Oetker*, 1 Becher	108	5,5	FK
Wollmispel	40	0,2	V

Lebensmittel (verzehrbarer Anteil)	Kilokalorien kcal	Fett g	Nährwert
Wollwurst	272	25,0	F
Worcestershiresauce	88	0,3	K
Worcestershiresauce, 1 Würzdosis	1,8	0	K
Würfelzucker	400	0	K
Würfelzucker, 1 St., 5 g	20	0	K
Wurst, Würstchen, s.a. einzelne Sorten			
Wurstbrät	285	27,0	F
Würstchen, Dose, i.D.	306	28,3	F
Würstchen, saftig, *Du darfst*	191	15,0	EF
Wurzelwerk, frisch	24	0,3	MV
Würzsauce Magic Asia, *Maggi*	123	0,1	K
Würzspinat, TK, *Iglo*	84	6,4	FV
Yakari Käse-Nuggets, *Alpenhain*	261	14,0	F
Yakult light, 1 Port.	27	0,1	K
Yakult Original, 1 Port.	43	0,1	K
Yamsknolle	99	0,1	B
Yamsmehl	339	1,7	BK
Yamswurzel	101	0,1	B
Yes, Cacao, *Nestlé*, 1 Riegel	163	10,6	FK
Yes, Caramel, *Nestlé*, 1 Riegel	154	9,0	FK
YoFruit, 1,5 % Fett, *Frischli*, 1 Becher, i.D.	115	1,5	K
Yoghurt-Gums, *Katjes*	311	0,2	K
Yogurette, *Ferrero*, 1 St.	72	4,5	FK
Zander	83	0,7	E
Zartbittercreme, Bio, *Alnatura*	540	37,6	FK
Zauberfleks, Honig, *Kölln*	397	4,6	K
Zaziki, *Milram*	96	5,9	EF
Zazikisalat, *Nadler*	289	29,0	F
Zedernüsse, Bio, *Dennree*	698	64,9	F
Zellernuss	647	61,0	FV
Zibärtli, 42 %, 2 cl	42	0	
Zichorienkaffee	42	1,6	
Ziegenfleisch, i.D.	149	7,9	EF
Ziegengouda, Bio, *Alnatura*	375	31,0	EF
Ziegenjoghurt, Bio, *Heirler*, 1 Becher	99	6,0	EF
Ziegenkäse, Schnittkäse, 48 % Fett i. Tr., 20 g	66	5,4	EF
Ziegenkäse, Weichkäse, 45 % Fett i. Tr.	280	21,8	EF
Ziegenmilch	69	3,9	EF
Zigeunersauce, *Kühne*	100	1,0	K
Zigeunertopf, *Buss*	101	3,0	EK
Zimtplätzchenteig, gebacken, *Nestlé*	487	24,3	FK
Zitronat	292	0,4	K
Zitrone	36	0,6	V
Zitronenessig, 1 EL	4	0	
Zitronenkuchen, BM, *Dr. Oetker*, 1 St.	205	9,3	FK
Zitronensaft, 1 EL	2,7	0	V
Zitronensaft, 1 TL	1,4	0	V
Zitronen-Sahne-Rolle, TK, *Coppenrath & Wiese*	276	14,6	FK
Zitronenschale, gerieben, Finesse, *Dr. Oetker*, 10 g	25	+	K
Zitronenwolke, BM, *Dr. Oetker*, 1 St.	206	7,6	FK
Zottarella, Mozzarella, *Zott*	247	19,0	EF

Lebensmittel (verzehrbarer Anteil)	Kilokalorien kcal	Fett g	Nährwert
Zottarella, Mozzarella, leicht, *Zott*	157	8,5	EF
Zottarella Minis Classic, Mozzarella, *Zott*, 1 Becher	371	28,5	EF
Zucchini	19	0,4	MV
Zucchini, gegrillt, pikant, *Kattus*	67	5,4	F
Zucker	400	0	K
Zucker, 1 EL	60	0	K
Zucker, 1 TL	30	0	K
Zucker, s.a. einzelne Sorten			
Zuckerguss, Classic, *Dr. Oetker*	348	0	K
Zuckerl, 1 St.	20	0	K
Zuckermais	86	1,2	B
Zuckermelone	54	0,1	MV
Zuckerrübensirup, Bio, *Heirler*	304	0,3	K
Zuckerschrift, *Dr. Oetker*, i.D.	298	5,9	K
Zuckerstreusel, Bunt, *Dr. Oetker*	419	5,1	K
Zuckerwatte, 1 Port.	226	0	K
Zucrinet Süßstofftablette	0	0	
Zunge, geräuchert, Aufschnitt	385	28,0	F
Zungenwurst	285	24,0	EF
Zungenrotwurst, Thüringer, *Zimbo*	292	24,0	F
Zupfkuchen, russischer, BM, *Dr. Oetker*, 1 St.	504	29,9	FK
Zwetschge	49	0,2	V
Zwetschgenmus, 1 TL	24	+	K
Zwetschgenwasser, 40 %, 2 cl	48	0	
Zwieback, *Brandt*	401	6,0	K
Zwieback, *Brandt*, 1 St.	38	0,6	K
Zwieback, Dinkel, Bio, *Alnatura*	389	7,0	K
Zwieback, glutenfrei, *Glutano*, 1 St.	39	0,7	K
Zwieback, Mini, Klassik, *Brandt*, 1 St.	12	0,2	K
Zwieback, Vollkorn, *Brandt*	383	6,0	BK
Zwieback, Vollkorn, *Brandt*, 1 St.	36	0,6	BK
Zwieback, Weizenschrot-, 1 St.	36	0,8	BK
Zwiebel	27	0,3	M
Zwiebel, getr.	198	0,9	B
Zwiebelhackbraten, *Du darfst*, 1 Port.	424	13,9	E
Zwiebelhackbraten, Leichter Genuss, *Sonnen Bassermann*, 1 Port.	313	6,5	EK
Zwiebelkuchen, Hefeteig vom Blech, 1 St.	210	10,0	FK
Zwiebelschmalz, Bio, *Alnatura*	814	87,0	F
Zwiebelschmelz, Bio, *Zwergenwiese*	816	86,8	F
Zwiebelsoße, Delikatesse-, *Maggi*, 1 Port., 100 ml	44	1,9	
Zwiebelsuppe, *Knorr*, 1 Port.	50	1,5	
Zwiebelsuppe, französisch, *Buss*	25	0,4	
Zwiebelsuppe, Meisterklasse, *Maggi*, 1/4 l	52	0,9	
Zwiebelwurst	266	23,3	F

Essen außer Haus

In diesem Tabellenteil finden Sie Kalorien- und Fettangaben zu selbst gekochten Gerichten sowie zu fertig zubereiteten Speisen, süßen und herzhaften Snacks sowie Getränken, die Sie in Gaststätten, Bäckereien und Fast-Food-Restaurants erhalten.

WICHTIG

Wenn nicht anders angegeben, beziehen sich die Werte jeweils auf eine Portion, wie sie in üblichen Kochbüchern berechnet wird.

Mithilfe dieser Tabelle können Sie in etwa kalkulieren, wie viele Kalorien und wie viel Fett Sie essen, wenn Sie dies nicht über die einzelnen Zutaten eines Gerichtes präzise ausrechnen können. Dieser Tabellenteil dient nur als Orientierungshilfe. Jeder kocht anders, sodass hier nur Durchschnittswerte angegeben werden können. Gleiches gilt für die Portionsgröße, auch diese unterscheidet sich natürlich von Koch zu Koch.

Die Nährwertangaben von Fertiggerichten für die Zubereitung zu Hause finden Sie im vorderen Tabellenteil ab Seite 22.

BITTE BEACHTEN SIE

Auf den folgenden Seiten stehen nur Zirka-Angaben der Kalorien- und Fettwerte. In der Kantine, im Restaurant oder bei Freunden generell lieber weniger essen, wenn Sie abnehmen möchten!

Lebensmittel (verzehrbarer Anteil)	Kilo-kalorien kcal	Fett g	Nährwert
Alaska-Seelachs, gebacken, mit Kartoffelsalat und Remoulade, *Nordsee*, 1 Port.	580	30,7	EF
Amaretti-Quark-Creme, 1 Port.	480	30,0	FK
Amerikaner, *Kamps*, 1 St.	330	5,8	K
Antipasti, 1 Port.	650	48,0	F
Apfel-Birnen-Tarte, 1 St.	180	9,0	FK
Apfelkuchen, gedeckt, 1 St.	258	8,6	FK
Apfel-Pommes, *Burger King*, 1 Port.	29	0	
Apfelstrudel, Strudelteig, 1 St.	361	15,6	FK
Apfeltasche, heiße, *McDonald's*, 1 St.	245	13,0	FK
Arme Ritter mit Zimtzucker, 1 Port.	645	29,9	FK
Auberginen, mariniert, 1 Port.	153	15,1	F
Austernpilzcremesuppe, 1 Port.	120	9,0	F
Austernpilze, gegrillt, 1 Port.	207	20,3	F
Avocadohälfte, mit Krabben gefüllt, 1 Port.	190	14,0	F
Backfisch, heißer, *Nordsee*, 1 Port.	467	24,8	F
Backfisch-Baguette, *Nordsee*, 1 St.	339	9,8	EK
Baguettebrötchen mit Gouda, 1 St.	333	18,4	FK
Baguettebrötchen mit Salami, 1 St.	369	22,0	FK
Baisertörtchen mit Erdbeeren, 1 Port.	290	12,0	FK
Baked Potato, mit 2 EL saurer Sahne, 1 St., 200 g	195	5,2	K
Bami Goreng, 1 Port.	447	8,3	KV
Bandnudeln mit Gorgonzolasauce, 1 Port.	788	45,4	FK
Barbecue-Sauce, *McDonald's*, 1 Port.	50	0	K
Basmatireis, Beilage, 1 Port.	215	0,3	K
Bauernfrühstück, 1 Port.	590	21,7	FK
Bauernomelette, 1 Port.	450	23,0	EF
Bauernsalat, griechischer, 1 Port.	509	45,0	F
Baumkuchen, 1 St.	360	15,0	FK
Bayerische Creme, 1 Port.	352	24,2	FK
Berglinseneintopf, *dean & david*, 1 Port.	156	5,1	K
Bienenstich, gefüllter, 1 St.	590	41,8	FK
Big Easy-Salat, mit Balsamico-Ahornsirup-Dressing, *dean & david*, 1 große Port.	448	31,6	EF
Big King, *Burger King*, 1 St.	549	33,3	EF
Big King XXL, *Burger King*, 1 St.	955	58,5	EF
Big Mac, *McDonald's*, 1 St.	510	26,0	FK

Lebensmittel (verzehrbarer Anteil)	Kilokalorien kcal	Fett g	Nährwert
Biskuitroulade mit Konfitüre, 1 St.	163	3,5	K
Bismarck-Baguette, *Nordsee*, 1 St.	323	12,5	EF
Blätterteig-Käse-Wähe, 1 Port.	895	67,0	FK
Blattspinat, gedünstet, 1 Port.	120	2,0	MV
Blumenkohl-Brokkoli-Salat, 1 Port.	260	13,0	BF
Bockwurst, mit Brötchen und Senf, 1 Port.	456	31,1	FK
Boeuf Stroganoff, 1 Port.	556	42,0	FK
Bohnen, grüne, mit Speck, 1 Port.	219	11,9	FV
Bohnen-Rindfleisch-Salat, 1 Port.	450	27,0	EF
Bohnen-Tomaten-Gemüse, 1 Port.	146	9,0	BF
Bollito misto con salsa verde, 1 Port.	1050	72,5	EF
Bouillonkartoffeln, 1 Port.	207	2,7	BK
Brathähnchen, 1/2 St.	421	23,2	EF
Brathähnchen, mit Pommes frites, 1/2 St.	815	42,1	EF
Brathering mit Bratkartoffeln, 1 Port.	637	40,0	F
Bratkartoffeln mit Butterschmalz, 1 Port.	275	15,1	FK
Bratkartoffeln mit Speck, 1 Port.	337	19,9	FK
Bratwurst (Kalb), 1 St., 150 g	399	37,5	F
Bratwurst (Schwein), 1 St., 150 g, i.D.	447	43,2	F
Bremer, *Nordsee*, 1 St.	316	4,6	EK
Brokkoli, gedünstet, mit Mandelblättchen, 1 Port.	174	14,1	FV
Brötchen mit Butter, 1/2 St.	79	4,4	FK
Brötchen mit Butter und Gouda, 45 % Fett i. Tr., 1/2 St.	147	10,0	FK
Brötchen mit Butter und Honig, 1/2 St.	118	4,4	FK
Brötchen mit gekochtem Schinken, 1/2 St.	79	1,4	K
Brötchen mit Lachsschinken, 1/2 St.	64	1,2	K
Brötchen mit magerer Leberwurst, 1/2 St.	105	5,5	FK
Brotsuppe, 1 Port.	290	10,0	FK
Brownie, Hot, *Burger King*, 1 Port.	365	24,8	FK
Bruschetta, 1 Port.	309	24,4	F
Buchteln, 1 St.	235	12,0	FK
Bulette, gebraten, 1 Port.	345	25,7	EF
Bündnerfleisch, 1 Port., 75 g	182	7,2	EF
Butter, Hotelpkg., 20 g	151	16,6	F
Butterbrot, 1 Scheibe	127	4,6	FK
Buttercremetorte, Schokoladen-, 1 St.	373	22,1	FK
Butterkuchen, 1 St.	209	10,0	FK
Caesar Chicken-Salat, mit Parma-Lemon-Dressing, *dean & david*, 1 große Port.	486	31,5	EF
Café au lait, mit 2 St. Zucker, 1 Tasse	75	1,8	K

Lebensmittel (verzehrbarer Anteil)	Kilokalorien kcal	Fett g	Nährwert
Café au lait, ohne Zucker, 1 Tasse	34	1,8	
Calzone, 1 Port., 1/2 St.	1240	80,3	FK
Camembert, gebacken, mit Preiselbeeren und Toast, 1 Port.	638	38,0	F
Cannelloni mit Fleischfüllung, 1 Port.	693	34,2	FK
Cappuccino, mit fettarmer Milch, *McCafé*, 1 Tasse, regular	50	2,0	
Carpaccio, 1 Port.	258	18,9	EF
Carpaccio mit Parmesan und Baguette, 1 Port.	413	19,7	EF
Cevapcici, 1 Port.	478	30,3	EF
Chai Latte, mit fettarmer Milch, *McCafé*, 1 Port. regular	220	3,0	K
Champignonschnitzel, 1 Port.	419	25,6	EF
Champignon-Speck-Quiche, 1 St.	360	28,0	F
Cheeseburger, *Burger King*, 1 St.	322	14,1	FK
Cheeseburger, *McDonald's*, 1 St.	300	13,0	FK
Chicken Bagel, *McCafé*, 1 St.	320	7,0	EK
Chicken McNuggets, *McDonald's*, 6 St.	265	13,0	F
Chicken Wings, *Burger King*, 6 St.	380	23,6	EF
Chickenburger, *McDonald's*, 1 St.	330	11,0	FK
Chicken-Fajita-Sandwich, *Subway*, 1 Port., 15 cm	285	3,3	EK
Chicken-Teriyaki-Salat, ohne Dressing, *Subway*, 1 Port.	131	2,2	E
Chicken-Teriyaki-Sandwich, *Subway*, 1 Port., 15 cm	297	3,5	EK
Chicoréesalat mit Essig und Öl, 1 Port.	76	6,2	FV
Chili Cheese Nuggets, *Burger King*, 6 St.	366	20,4	F
Chili con carne, 1 Port.	445	21,0	F
Chinaröllchen, 1 Port.	224	12,0	F
Chinesische Suppe, 1 Port.	288	15,8	F
Chinesisches Rindfleisch, 1 Port.	390	27,0	EF
Chocolate Chips Cookie, *Subway*, 1 St.	218	10,3	FK
Ciabattabrötchen mit Salami, 1 St.	324	17,8	FK
Ciabattabrötchen mit Thunfisch, 1 St.	363	16,5	FK
Clubsandwich	935	65,0	FK
Cordon bleu, 1 Port.	547	26,2	EF
Country Burger, *Burger King*, 1 St.	532	25,4	FK
Country McGriddles, *McDonald's*, 1 Port.	510	28,0	FK
Crêpes, 1 St.	267	14,2	FK
Crêpes Suzette, 1 St.	341	16,0	FK
Crispy Chicken, *Burger King*, 1 St.	501	29,9	F
Crostini alla napoletana, 1 Port.	378	27,9	FK
Currysuppe mit Kokos, 1 Port.	260	19,0	F
Currywurst mit Curryketchup und Brötchen, 1 Port.	624	45,8	FK

Lebensmittel (verzehrbarer Anteil)	Kilo-kalorien kcal	Fett g	Nährwert
Dampfnudeln mit Vanillesoße, 1 Port.	770	20,0	K
Delight Salat, mit Balsamicodressing, *Burger King*, 1 Port.	77	2,8	F
Döner Kebap, 1 Port.	620	37,0	FK
Donut, Schoko-, *Burger King*, 1 St.	323	20,1	FK
Dorsch in Senfsoße, 1 Port.	74	2,0	E
Double Cheeseburger, *Burger King*, 1 St.	459	25,0	FK
Double Whopper, *Burger King*, 1 St.	857	51,0	FK
Eclair mit Cremefüllung, 1 St.	284	16,6	FK
Eichblattsalat mit Käsecroûtons, 1 Port.	150	7,0	BF
Eier im Glas, 2 St.	168	12,0	F
Eierpfannkuchen, 1 St.	210	8,0	FK
Eiersalat mit Kapernsauce, 1 Port.	281	19,1	F
Eierspätzle, 1 Port.	485	14,0	K
Eierstich, 1 Port.	69	4,8	F
Eisbergsalat mit Essig und Öl, 1 Port.	148	15,2	FV
Eiskaffee, 200 ml	235	20,0	FK
Elsässer Flammkuchen, 1 Port.	323	8,3	K
Endiviensalat mit Essig und Öl, 1 Port.	120	4,0	MV
Entenbrustfilet mit Sauce, 1 Port.	602	47,3	EF
Entrecôtes, 1 Port.	640	52,0	F
Erbsengemüse, 1 Port.	176	5,8	BF
Erbsensuppe, gelbe, 1 Port.	171	14,5	BF
Erbsensuppe mit Nudeln, 1 Port.	360	18,0	F
Erdbeerkuchen (Mürbeteig), 1 St.	210	10,0	FK
Erdbeerkuchen (Rührteig), 1 St.	240	13,0	FK
Erdbeer-Sahne-Schnitte, 1 St.	264	20,0	FK
Erdbeertörtchen mit Sahnetupfen, 1 St.	376	22,1	FK
Feldsalat mit Vinaigrette und Speck, 1 Port.	133	12,9	F
Fenchel, mariniert, 1 Port.	79	1,0	MV
Fenchel, mit Gorgonzola gratiniert, 1 Port.	420	37,9	F
Fenchel-Apfel-Salat, 1 Port.	120	3,0	BV
Fenchelgemüse, 1 Port.	100	3,0	MV
Filet-o-Fish, *McDonald's*, 1 Port.	320	13,0	FK
Filetsteak mit Kräuterbutter, 1 Port.	432	33,9	EF
Fischauflauf, 1 Port.	740	43,0	EF
Fischfilet, Kabeljau, paniert, gebraten, 1 Port.	421	17,7	F
Fischfilet, Seelachs, paniert, gebraten, 1 Port.	430	18,1	F
Fischsuppe, 1 Port.	201	9,0	F
Fish & Chips, *Nordsee*, 1 Port.	852	43,4	F
Flädlesuppe, 1 Port.	117	7,2	F
Fleischbrühe, 1 Port.	30	2,0	F

Lebensmittel (verzehrbarer Anteil)	Kilokalorien kcal	Fett g	Nährwert
Fleischkäse, warm, 1 Port.	378	34,4	F
Fleischpflanzerl, 1 Port.	345	25,7	EF
Forelle blau, 1 Port.	341	10,1	E
Forellen in Weißwein, 1 Port.	373	21,4	EF
Forellencremesuppe, 1 Port.	220	13,0	EF
Frankfurter Kranz, 1 St.	446	23,5	FK
Frankfurter Würstchen, 2 St., 100 g	272	24,4	F
Frappé Schoko, mit fettarmer Milch, *McCafé*, 1 Port. regular	480	16,0	FK
French Toast, 1 Port.	253	7,0	K
Frikadelle, gebraten, 1 Port.	345	25,7	EF
Frittata ai funghi, 1 Port.	386	33,4	F
Frittatensuppe, 1 Port.	117	7,2	F
Früchtestrudel, 1 St.	120	6,0	FK
Fruchtsalat mit Zabaione, 1 Port.	160	6,0	F
Frühlingsrolle, 150 g	411	17,0	FK
Fusilli mit Spinat und Sahnesauce, 1 Port.	810	45,0	F
Gans mit Rotkohl und Klößen, 1 Port.	1390	85,0	FK
Garden Salad, mit French Herbs-Dressing, *dean & david*, 1 große Port.	245	16,1	FV
Garnelen in Senfsahne, 1 Port.	387	20,9	EF
Garnelen-Box, ohne Sauce, *Nordsee*, 1 normale Port.	450	2,9	E

Lebensmittel (verzehrbarer Anteil)	Kilokalorien kcal	Fett g	Nährwert
Gazpacho, 1 Port.	175	15,8	FV
Geflügellebercreme, 1 Port.	337	29,1	F
Geflügelsalat mit Kiwis, 1 Port.	330	10,0	E
Gefüllte Weinblätter, 5 St.	372	24,0	FK
Gemüse, mariniert, 1 Port.	211	15,6	F
Gemüseeintopf mit Hackfleisch, 1 Port.	528	33,4	BF
Gemüsepizza, 1 Port.	810	41,0	FK
Gemüsesalat mit Crème fraîche, 1 Port.	230	19,0	FV
Gemüsesuppe, 1 Port.	70	4,0	FM
Gerstenkaffee, 1 Tasse	4	0	
Gewürzkuchen, 1 St.	176	12,9	FK
Gnocchi, überbacken, 1 Port.	472	25,5	FK
Green Thai Tofu Curry, mit Reis, *dean & david*, 1 Port.	544	26,2	EF
Griechischer Bauernsalat, 1 Port.	509	45,0	FM
Grilled Veggie-Salat, mit Balsamico-Ahornsirup-Dressing, *dean & david*, 1 große Port.	494	41,1	BF
Grillhähnchen, 1/2 St.	260	20,0	EF
Grissini, 1 St.	35	1,0	K
Grünkernfrikadelle, 1 St.	105	4,8	BF
Grünkohl, gedünstet, 1 Port.	87	6,2	BF
Guglhupf, 1 St.	360	22,0	FK
Gulasch, Rind-, ungarisch, 1 Port.	412	15,2	EF

Lebensmittel (verzehrbarer Anteil)	Kilokalorien kcal	Fett g	Nährwert
Gulaschsuppe, 1 Port.	290	16,2	EF
Gurkensalat, mit Dill-Sahne-Dressing, 1 Port.	93	8,7	FV
Gurkensuppe mit Shrimps, 1 Port.	270	14,0	FV
Gyros mit Pommes und Zaziki, 1 Port.	789	50,0	FK
Hackbraten mit Sahnesauce, 1 Port.	706	53,7	EF
Hackfleischsoße mit Makkaroni, 1 Port.	488	17,0	FK
Hackklößchensuppe, 1 Port.	365	12,0	F
Hähnchen, gegrillt, 1/2 St.	260	20,0	EF
Hähnchenbrust in Senfpanade, 1 Port.	670	29,0	EF
Hamburger, *Burger King*, 1 St.	280	10,8	FK
Hamburger, *McDonald's*, 1 St.	255	9,0	FK
Hamburger Royal TS, *McDonald's*, 1 St.	505	27,0	F
Ham-Sandwich, *Subway*, 1 Port., 15 cm	266	4,0	K
Hasenragout mit Sauce, 1 Port.	558	28,0	EF
Hasenrückenfilets, 1 St.	110	2,0	E
Hefezopf, 1 Scheibe	165	6,9	FK
Heidelbeer-Pie, 1 St.	400	20,0	FK
Heilbutt, gegrillt, 1 Port.	320	10,0	E
Heringssalat, mit Kartoffeln, roten Beten und Äpfeln, 1 Port.	514	36,1	F
Himbeercreme, 1 Port.	400	23,0	FK
Himbeeren auf Biskuit, 1 St.	160	7,0	FK
Himbeer-Sahnetorte, 1 St.	300	14,0	FK
Hirschgulasch mit Pilzen, 1 Port.	600	34,0	EF
Hirschsteak, mariniert, 1 Port.	105	1,0	E
Hirsenudeln mit Sahne-Gemüse-Sauce, 1 Port.	535	19,0	FK
Hirtensalat, 1 Port.	180	14,0	F
Hot Dog, 1 Port.	328	17,3	F
Hühnerfrikassee, 1 Port.	366	19,0	F
Hühner-Reis-Salat, 1 Port.	550	27,0	EF
Hummerkrabben, 1 Port.	210	10,0	EF
Indischer Salat mit Reis und Hühnerfleisch, 1 Port.	260	8,0	E
Irish Coffee, 200 ml	314	21,8	FK
Italian Bagel, *McCafé*, 1 St.	420	19,0	FK
Italian-BMT-Sandwich, *Subway*, 1 Port., 15 cm	394	16,5	FK
Jägerschnitzel, 1 Port.	475	17,0	F
Kabeljau, paniert, 1 Port.	421	17,7	EF
Kaffee mit 1 EL Kondensmilch, 1 Tasse	25	1,4	
Kaffee mit 1 EL Kondensmilch und 2 St. Zucker, 1 Tasse	77	1,4	K
Kaiserschmarrn, 1 Port.	701	26,8	FK

Lebensmittel (verzehrbarer Anteil)	Kilokalorien kcal	Fett g	Nährwert
Kalbfleisch in Weißwein, 1 Port.	365	24,7	EF
Kalbsgeschnetzeltes, 1 Port.	480	18,0	F
Kalbshaxe, geschmort, 1 Port.	544	30,8	EF
Kalbsleber mit Äpfeln und Zwiebeln, 1 Port.	314	11,9	EF
Kalbsrollbraten, gefüllt, 1 Port.	683	56,3	F
Kalbsschnitzel, natur, gebraten, 1 St., 150 g	254	4,7	E
Kalbsschnitzel, paniert, gebraten, 1 St., 125 g	480	21,0	EF
Kalbszunge mit weißer Sauce, 1 Port.	390	26,0	F
Kaninchenkeule, 1 Port.	480	23,0	EF
Karotten, glasiert, 1 Port.	77	4,4	FV
Karotten-Kokos-Ingwer-Suppe, *dean & david*, 1 Port.	228	17,7	FV
Karpfen, blau, 1 Port.	335	15,4	EF
Karpfen, gebacken, 1 Port.	600	21,0	EF
Kartoffelbrei, hausgemacht, 1 Port.	190	7,5	FK
Kartoffelgratin mit Käse, 1 Port.	481	30,2	FK
Kartoffelkroketten, hausgemacht, 1 Port.	214	10,0	F
Kartoffeln, gebacken, mit saurer Sahne, 1 Port.	533	16,8	KM
Kartoffelsalat mit Brühe, 1 Port.	320	14,0	FK

Lebensmittel (verzehrbarer Anteil)	Kilokalorien kcal	Fett g	Nährwert
Kartoffelsalat mit Mayonnaise, 1 Port.	502	36,2	FK
Kartoffelsuppe mit Wurst, 1 Port.	360	19,0	F
Käsebrot, (1 Scheibe Roggenmischbrot mit 10 g Butter und 1 Scheibe Gouda)	250	15,4	FK
Käsekuchen, 1 St.	450	28,0	FK
Käse-Makkaroni-Auflauf, 1 Port.	568	26,0	FK
Käsenudeln, 1 Port.	460	17,0	FK
Käsesahnetorte, 1 St.	299	9,3	K
Käsespätzle, 1 Port.	681	30,7	FK
Kasseler Rippenspeer mit Sauerkraut, 1 Port.	560	24,0	F
King Sundae mit Schokosauce, *Burger King*, 1 Port.	223	6,6	K
Kirschmichel, 1 Port.	640	15,0	K
Knoblauchbrot, geröstet, 1 Port.	309	24,4	FK
Königsberger Klopse mit Soße, 1 Port.	706	53,3	F
Königskuchen, 1 St.	266	14,2	FK
Kopenhagener Schnecken, 1 St.	330	17,0	FK
Kopfsalat, mit Essig-Öl-Marinade, 1 Port.	149	15,2	FV
Krabbensalat, 1 Port.	240	9,0	EF
Kraftbrühe mit Markklößchen, 1 Port.	240	9,0	EF
Krautsalat mit Speckmarinade, 1 Port.	218	18,1	FV
Krautwickel, 1 Port.	380	24,0	F
Lachs in Tomatencreme, 1 Port.	411	28,2	EF

G H I J K L

Lebensmittel (verzehrbarer Anteil)	Kilokalorien kcal	Fett g	Nährwert
Lachsforelle im Salzmantel, 1 Port.	260	7,0	E
Lahmacun (türkische Pizza), 1 St.	284	5,8	EK
Lammhack mit Joghurt, 1 Port.	500	32,0	EF
Lammkeule, 1 Port.	640	48,0	EF
Lammkoteletts, mariniert, 1 Port.	1031	97,9	EF
Lasagne mit Hackfleisch und Pilzen, 1 Port.	819	44,8	FK
Leberkäse, warm, 1 Port.	378	34,4	F
Leberknödelsuppe, 1 Port.	227	9,7	FK
Lebkuchenherz, 1 St.	62	2,0	FK
Leipziger Allerlei, 1 Port.	200	3,0	BV
Linseneintopf mit Pilzen und Speck, 1 Port.	447	17,4	F
Linsensalat, 1 Port.	330	13,0	BF
Linzer Torte, 1 St.	368	24,0	FK
Maccheroni alla bolognese, 1 Port.	488	17,0	FK
Marillenknödel mit Semmelbrösel, 1 Port.	620	17,0	K
Marmorkuchen, 1 St.	257	14,2	FK
Mascarponecreme, 1 Port.	403	35,1	F
Matjes-Baguette, *Nordsee*, 1 St.	323	13,1	EK
Matjessalat, 1 Port.	496	33,7	EF
McCroissant, *McDonald's*, 1 St.	300	17,0	FK
McFlurry Smarties, *McDonald's*, 1 Port.	375	13,0	FK

Lebensmittel (verzehrbarer Anteil)	Kilokalorien kcal	Fett g	Nährwert
McMuffin, Bacon & Egg, *McDonald's*, 1 St.	310	14,0	FK
McRib, *McDonald's*, 1 St.	470	22,0	FK
McToast Ham, *McDonald's*, 1 Port.	205	7,0	FK
Meeresfrüchtesalat, 1 Port.	283	18,0	EF
Melone mit Schinken, 1 Port.	134	3,8	EV
Milchkakao, 0,2 l	261	7,2	K
Milchreis mit Beeren, 1 Port.	575	10,0	K
Milchshake, *Burger King*, 1 mittlere Port., i.D.	309	6,1	K
Minestrone, 1 Port.	118	1,0	BM
Mini Pancakes, mit Sirup, *Burger King*, 6 St.	259	10,2	FK
Mohn-Nudeln, 1 Port.	800	40,0	FK
Mohn-Quarkkuchen, 1 St.	450	25,0	FK
Möhrengemüse, glasiertes, 1 Port.	77	4,4	KV
Mokka-Mandeltorte, 1 St.	360	25,0	FK
Moussaka, 1 Port.	1190	81,1	F
Mousse au chocolat, 1 Port.	243	15,3	FK
Mozzarella mit Tomaten, 1 Port.	379	34,9	EF
Muffin, Apfel-Karamell, *Burger King*, 1 St.	474	28,4	FK
Muffin, Blaubeer-, *McCafé*, 1 St.	515	29,0	FK
Nasi Goreng, 1 Port.	470	25,0	F

Lebensmittel (verzehrbarer Anteil)	Kilokalorien kcal	Fett g	Nährwert
Nockerl mit Gorgonzola, 1 Port.	860	52,0	FK
Nudelauflauf mit Fleischsauce, 1 Port.	632	26,6	FK
Nudeln, Beilage, 1 Port.	176	1,4	K
Nudeln mit Gorgonzolasauce, 1 Port.	788	45,4	FK
Nudelsalat mit Gemüse und Mayonnaise, 1 Port.	598	40,6	FK
Nudelsalat mit Vinaigrette, 1 Port.	200	5,0	K
Nussecken, 1 St.	290	17,0	FK
Nusshörnchen, 1 St.	230	8,0	FK
Nusstorte mit Zitronencreme, 1 St.	332	21,0	FK
Oatmeal and Raisins Cookie, *Subway*, 1 St.	196	8,1	FK
Obstkuchen (Biskuitteig), 1 St.	160	7,0	FK
Obstkuchen (Hefeteig), 1 St.	240	13,0	FK
Obstkuchen (Mürbeteig), 1 St.	450	18,0	FK
Obstkuchen (Rührteig), 1 St.	260	11,0	FK
Obstsahnetorte, 1 St.	360	16,0	FK
Obstsalat, 1 Port.	91	0,7	V
Ochsenauge, 1 St.	120	2,0	K
Ofenkartoffel mit Kräuterquark, 1 Port.	156	1,3	BK
Omelett mit Kräutern und Pilzen, 1 Port.	404	32,9	F
Omelette von 1 Ei	130	10,9	F
Onion Rings, *Burger King*, 6 St.	278	13,3	FK
Orangen-Fenchel-Salat, 1 Port.	128	10,2	BF

Lebensmittel (verzehrbarer Anteil)	Kilokalorien kcal	Fett g	Nährwert
Ossobuco, 1 Port.	544	30,8	EF
Paella, 1 Port.	901	29,7	F
Palatschinken, gefüllt, 1 St.	570	19,0	FK
Panna cotta mit Karamellsauce, 1 Port.	448	38,3	FK
Paprikaschnitzel, 1 Port.	360	20,0	FK
Paprikaschote, gefüllt, in Tomatensauce, 1 Port.	442	25,1	BF
Pekingente, 1 Port.	790	57,0	FK
Penne all' arrabbiata, 1 Port.	510	13,1	K
Pfannkuchen, 1 Port.	243	11,4	FK
Pflaumenkuchen, 1 St.	190	6,0	K
Pilzrahmsuppe, 1 Port.	160	10,0	F
Pilzsalat, 1 Port.	256	26,7	BF
Pizza Margherita, 1 Port.	811	41,3	FK
Pizza Napoli, 1 Port.	831	41,8	FK
Plunderhörnchen, gefüllt, 1 St.	290	17,0	FK
Pommes frites, *Burger King*, 1 kleine Port.	202	8,5	FK
Prinzregententorte, 1 St.	568	28,8	FK
Puddingbrezel, *Kamps*, 1 St.	527	25,0	FK
Putenbrust mit Soße, 1 Port.	380	13,0	EF
Putengeschnetzeltes mit Curry und Banane, 1 Port.	319	12,8	EF
Putenschnitzel, gebraten, 1 Port.	208	4,7	E
Quark-Kirschkuchen, 1 St.	480	22,0	FK

Lebensmittel (verzehrbarer Anteil)	Kilo-kalorien kcal	Fett g	Nährwert
Quarknockerl mit Kompott, 1 Port.	270	5,0	K
Quiche Lorraine, 1 St.	529	41,0	FK
Radicchiosalat, 1 Port.	110	5,0	FV
Ratatouille, 1 Port.	171	13,3	FV
Räucherlachs-Wrap, *Nordsee*, 1 St.	311	14,2	F
Ravioli mit Salbeibutter, 1 Port.	703	39,9	FK
Red Thai Beef Curry, mit Reis, *dean & david*, 1 Port.	590	27,3	FK
Rehgeschnetzeltes, 1 Port.	230	10,0	EF
Rehrücken (Kuchen), 1 St.	239	15,7	FK
Reibekuchen, 1 Port.	343	17,0	FK
Reissalat mit Erbsen und Schinken, 1 Port.	428	14,3	EK
Rhabarberkuchen (Mürbeteig), 1 St.	290	12,0	FK
Riesengarnelen mit Currysauce, 1 Port.	305	21,0	EF
Rinderfilet in Kräuterkruste, 1 Port.	810	68,0	EF
Rindergulasch, ungarisch, 1 Port.	412	15,2	EF
Rinderroulade in Sauce, 1 Port.	465	31,4	EF
Rinderschmorbraten mit Rotweinsauce, 1 Port.	535	18,4	EF
Rindfleischcurry, 1 Port.	310	14,0	EF
Rindfleischsuppe mit Croûtons, 1 Port.	70	2,0	
Risotto Mailänder Art, 1 Port.	706	32,2	FK
Roastbeef mit Kräutersauce, 1 Port.	380	27,0	EF
Roma-Sandwich, *dean & david*, 1 Port.	390	14,9	EF
Rosinenschnecke, *Kamps*, 1 St.	662	23,0	FK
Rostbratwurst mit Senf und Brötchen, 1 Port.	609	45,0	FK
Rotbarschfilet mit Sauce, 1 Port.	570	40,0	EF
Rote Grütze mit Vanillesauce, 1 Port.	247	9,2	FK
Rote-Bete-Salat mit Essig, 1 Port.	30	0	B
Rüeblitorte, 1 St.	337	14,5	FK
Rumpsteak mit Zwiebeln, 1 Port.	367	20,4	EF
Sachertorte, 1 St.	285	15,4	FK
Salat niçoise, 1 Port.	256	15,8	FM
Salzkartoffeln, 1 Port.	143	0,2	MV
Sardinen, mariniert, 1 Port.	402	21,1	EF
Schaschlik, 1 Spieß	320	12,0	F
Schellfisch in Senfsauce, 1 Port.	480	22,0	EF
Schillerlocke, Gebäck, gefüllt, 1 St.	260	20,0	FK
Schinkenbrot, 1 St.	210	11,0	F
Schmarren mit Kirschkompott, 1 Port.	450	14,0	K
Schnecken mit Butter, 1 Port.	245	22,0	F
Schokoladentorte, 1 St.	480	33,0	FK
Schupfnudeln, 1 Port.	328	14,3	FK
Schwarzwälder Kirschtorte, 1 St.	334	17,4	FK

Lebensmittel (verzehrbarer Anteil)	Kilo-kalorien kcal	Fett g	Nährwert
Schweinebraten mit Kruste, 1 Port.	480	22,3	EF
Schweinefilet in Zwiebel-Sahne-Sauce, 1 Port.	500	34,1	EF
Schweinegulasch, 1 Port.	750	32,0	F
Schweinekotelett, natur, gebraten, 1 Port., 150 g	470	32,8	EF
Schweinekotelett, paniert, gebraten, 1 Port., 150 g	684	41,7	EF
Schweinelende in Sauce, 1 Port.	570	41,0	EF
Schweineschnitzel, natur, gebraten, 1 Port., 150 g	431	27,9	EF
Schweineschnitzel, paniert, gebraten, 1 Port., 150 g	628	36,8	EF
Schweinshaxe, bayerisch, 1 Port.	600	49,0	EF
Seelachs-Ei-Baguette, *Nordsee*, 1 St.	330	15,1	EF
Seelachssuppe, 1 Port.	290	8,0	E
Seezungenfilet in Weißweinsauce, 1 Port.	370	24,6	EF
Selleriesalat mit Nusssauce, 1 Port.	260	15,0	BF
Semmelknödel mit Pilzragout, 1 Port.	686	51,4	FK
Shrimpscocktail, 1 Port.	325	26,6	EF
Snack Salat Chef, mit Hausdressing, *McDonald's*, 1 Port.	165	12,0	F

Lebensmittel (verzehrbarer Anteil)	Kilo-kalorien kcal	Fett g	Nährwert
Snack Salat Classic, mit Balsamicodressing, *McDonald's*, 1 Port.	40	1,0	MV
Spaghetti alla carbonara, 1 Port.	682	31,5	FK
Spaghetti Bolognese, 1 Port.	496	18,5	FK
Spaghetti mit Tomatensoße, 1 Port.	381	7,3	K
Spare Ribs, 1 Port.	785	56,0	EF
Spargelquiche, 1 St.	810	51,0	FK
Spätzle mit Gemüse, 1 Port.	450	16,0	BF
Spinat-Quark-Torte, 1 St.	540	21,0	FK
Spitzbuben, 1 St.	94	4,7	FK
Spritzkuchen, 1 St.	216	14,6	FK
Steinbutt, gegrillt, 1 Port.	304	11,2	EF
Streuseltaler, *Kamps*, 1 St.	1153	41,6	FK
Surhaxe mit Sauerkraut, 1 Port.	1500	120	F
Sushi, Maki-Roll, i.D.	188	4,0	E
Sushi, Nigiri, i.D.	284	11,0	EF
Sushi-Box California, *Nordsee*, 6 St.	298	6,2	K
Tagliatelle mit Scampi und Sahnesauce, 1 Port.	873	40,0	FK
Tee mit 1 EL Milch, 1 Tasse	10	0,5	M
Tee mit 1 TL Zitronensaft, 1 Tasse	5	0	M
Tee mit 1 TL Zucker, 1 Tasse	20	0	K
Teigwaren, Beilage, 1 Port.	217	0,7	K

Lebensmittel (verzehrbarer Anteil)	Kilo-kalorien kcal	Fett g	Nährwert
Teigwaren, Hauptgericht, 1 Port.	362	1,2	K
Thunfisch, geschmort, 1 Port.	711	51,0	EF
Thunfischsalat mit weißen Bohnen, 1 Port.	236	12,2	EF
Tintenfischringe, frittiert, 1 Port.	426	23,5	EF
Tintenfischsalat, 1 Port.	110	1,0	E
Tiramisu, 1 Port.	561	36,9	FK
Toast Hawaii	257	14,8	F
Tomatensalat mit Balsamicodressing, 1 Port.	79	6,3	FV
Tomatensuppe mit Knoblauchcroûtons, 1 Port.	358	26,8	FV
Topfenstrudel, 1 Port.	360	17,0	FK
Tortellini mit Butter und Parmesan, 1 Port.	547	29,2	FK
Trinkschokolade, 0,2 l	261	7,2	K
Tsatsiki, 1 Port.	242	21,1	F
Tuna-Sandwich, *Subway*, 1 Port., 15 cm	357	12,4	FK
Turkey Mini-Sub, *Subway*, 1 St.	185	2,4	EK
Vanillecreme, 1 Port.	190	10,0	FK
Vanillekipferl, 1 St.	64	4,1	FK
Veggie-Delite-Sandwich, *Subway*, 1 Port., 15 cm	215	2,3	K
Vinaigrette, 1 Port.	139	15,0	F
Vollkorn-Piadine, Chicken-Paprika, *dean & david*, 1 Port.	234	8,9	EF

Lebensmittel (verzehrbarer Anteil)	Kilo-kalorien kcal	Fett g	Nährwert
Vollkornpizza, 1 St.	240	15,0	BF
Waffeln, belgische, 1 St.	435	32,0	F
Waldorfsalat, 1 Port.	339	31,2	FV
Walnusstorte, 1 St.	480	33,0	FK
Weincreme, 1 Port.	300	16,0	FK
Weißkrautsalat mit Speckmarinade, 1 Port.	218	18,1	BF
Weißwürste mit süßem Senf, 2 St.	501	46,5	F
Whopper, *Burger King*, 1 St.	633	34,5	FK
Wiener Schnitzel, 1 Port., 150 g	602	33,2	EF
Wikinger, *Nordsee*, 1 St.	445	13,0	EK
Wildragout mit Sahnesauce, 1 Port.	670	31,0	EF
Wildschweinrücken, geschmort, 1 Port.	450	15,0	EF
Windbeutel, 1 St.	213	16,5	FK
Wirsing in Sahnesauce, 1 Port.	143	10,6	BF
Wuppi, Schoko, *Kamps*, 1 St.	364	9,6	K
Wurstsalat, Schweizer, 1 Port.	919	81,1	EF
Yellow Thai Tofu Curry, mit Reis, *dean & david*, 1 Port.	521	23,3	FK
Zabaione, 1 Port.	165	7,0	FK
Zitronenkuchen, 1 St.	340	17,0	FK
Zürcher Geschnetzeltes, 1 Port.	580	39,0	EF
Zwiebelkuchen, 1 St.	181	10,8	FK
Zwiebelsuppe, französische, 1 Port.	318	17,0	F

Zum Nachschlagen

Bücher, die weiterhelfen

Berg, Prof. Dr. A./Stensitzky, A./König, Prof. Dr. D.: Cholesterin senken, Gräfe und Unzer Verlag

Biesalski, H.-K./Grimm, P.: Taschenatlas der Ernährung, Thieme Verlag

Bohlmann, F.: Abnehmen für Faule, Gräfe und Unzer Verlag

Elmadfa, Prof. Dr. I./Aign, W./Muskat, Prof. Dr. E./Fritzsche, D.: Die große GU Nährwert-Kalorien-Tabelle, Gräfe und Unzer Verlag

Elmadfa, Prof. Dr. I./Meyer, Dr. A. L.: Kalorien im Griff, Gräfe und Unzer Verlag

Elmadfa, Prof. Dr. I./Aign, W./Fritzsche, D.: Nährwerte, Gräfe und Unzer Verlag

Fritzsche, D.: Diabetes, Gräfe und Unzer Verlag

Fritzsche, D.: Nahrungsmittel-Intoleranzen, Gräfe und Unzer Verlag

Funfack, Dr. med. W.: Metabolic Balance. Das Stoffwechselprogramm, Südwest Verlag

Grillparzer, M.: GLYX: So macht Stress nicht länger dick, Gräfe und Unzer Verlag

Grillparzer, M.: Fatburner. So einfach schmilzt das Fett weg, Gräfe und Unzer Verlag

Heizmann, P.: Ich bin dann mal schlank: Die Erfolgs-Methode, Draksal Verlag

Heizmann, P.: Ich bin dann mal schlank: Das Erfolgsprogramm, Gräfe und Unzer Verlag

Ilies, A.: Handtaschenkochbuch: Abnehmen to go, Gräfe und Unzer Verlag

Lützner, Dr. med. H./Million, H.: Richtig essen nach dem Fasten, Gräfe und Unzer Verlag

Pape, Dr. med. D./Cavelius, A./Ilies, A.: Schlank im Schlaf für Frauen, Gräfe und Unzer Verlag

Pölt, A.: Die richtige Ernährung bei Bluthochdruck, Übergewicht, Diabetes, Gicht, Cholesterin, Gräfe und Unzer Verlag

Sautter, N.: Wellcook: Essen Sie sich satt, schlank und gesund, Zabert Sandmann Verlag

Schottdorf-Timm, Dr. C./Maier, Prof. Dr. V.: Laborwerte, Gräfe und Unzer Verlag

Schusdziarra, Prof. Dr. V./Hausmann, M.: Satt essen und abnehmen, mmi Verlag

Strunz, U.: Die neue Diät: Fit und schlank durch Metabolic Power, Heyne Verlag

Suter, P.: Checkliste Ernährung, Thieme Verlag

Teubner Food: Die ganz Welt der Lebensmittel, Gräfe und Unzer Verlag

Impressum

Aktualisierte Neuausgabe

Bearbeitung: Katrin Klever, Annette Hartwig, Laura Fiebig
Projektleitung: Marline Ernzer
Gestaltung: independent Medien-Design GmbH, Horst Moser, München
Fotos: Eising Foodphotography, Martina Görlach: Cover, U4
Herstellung: Markus Plötz
Satz: Reemers Publishing Services, Krefeld
Druck und Bindung: Auer Buch + Medien GmbH, Donauwörth

ISBN 978-3-8338-3570-4

1. Auflage 2014

www.facebook.com/gu.verlag

WICHTIGER HINWEIS

Die Empfehlungen und Nährwertangaben des vorliegenden Kompasses sind von Autoren und Verlag sorgfältig recherchiert und geprüft. Alle Leserinnen und Leser sind jedoch aufgefordert, selbst zu entscheiden, ob und inwieweit sie die Anregungen aus diesem Buch umsetzen wollen.

GRÄFE UND UNZER

Ein Unternehmen der
GANSKE VERLAGSGRUPPE